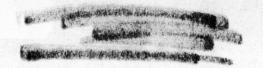

El poder del alimento

El poder del alimento

Las claves prácticas para obtener salud,
energía y longevidad

Boris Chamás

Grijalbo *vital*

El material presente en este libro tiene fines meramente informativos y de ningún modo sustituye las recomendaciones y cuidados de su médico. El programa nutricional descrito en este libro debe seguirse después de consultar a un médico para asegurarse de que sea apropiado para sus circunstancias individuales. Tenga en mente que las necesidades nutricionales varían de persona a persona, dependiendo de la edad, el sexo, el estado de salud y la dieta total. El autor y la editorial no se hacen responsables de cualquier efecto adverso que ocurra como consecuencia del uso o la aplicación de la información contenida en este libro.

El poder del alimento
Las claves prácticas para obtener salud, energía y longevidad

Primera edición en Colombia: febrero, 2014
Primera edición en México: julio, 2015

D. R. © 2014, Boris Chamás

D. R. © 2014, de la presente edición en castellano para todo el mundo:
    Penguin Random House Grupo Editorial
    Carrera 5a No. 34a-09
    Bogotá, Colombia
    PBX (5 71) 7430700

Diseño de portada: Penguin Random House/Patricia Martínez
Diagramación: Rafael Rueda A.

D. R. © 2015, derechos de edición mundiales en lengua castellana:
    Penguin Random House Grupo Editorial, S.A. de C.V.
    Blvd. Miguel de Cervantes Saavedra núm. 301, 1er piso,
    colonia Granada, delegación Miguel Hidalgo, C.P. 11520,
    México, D.F.

www.megustaleer.com.mx

Comentarios sobre la edición y el contenido de este libro a:
megustaleer@penguinrandomhouse.com

ISBN 978-607-313-179-7

Impreso en México/*Printed in Mexico*

Contenido

Capítulo 10

**Alimentación depurativa
y recetas prácticas** 273

Agradecimientos

A mi esposa Goyi, por su amoroso acompañamiento en este camino desde cuando era tan solo una extraña aventura.

A mis hijos, David y Paula, por su paciencia, respeto y solidaridad; gracias a ellos todo se ha hecho siempre más fácil.

Mi especial agradecimiento a Elena Gómez por animarme a escribir este libro. Sin su estímulo esto no se hubiera convertido en una realidad.

Al equipo editorial de Penguin Random House, de manera especial a Patricia De Narváez por su siempre acertada guía, y a Alberto Ramírez por su invaluable ayuda en hacer de este un libro consistente, ordenado y sólido.

A la Dra. Elsa Lucía Arango por haber avivado el fuego con sus sabias enseñazas durante tantos años.

A David O´Reilly, Gabriela Hernández y Aliwalu Caparrós, por su generosa ayuda con los capítulos dedicados a las recetas.

Y un homenaje póstumo a dos amigos: Fernando Villa Uribe quien, por primera vez, me acercó a este nuevo mundo y me presentó al Dr. Germán Duque, precursor de la medicina alternativa en Colombia.

A todas las personas que con su ejemplo me han servido de inspiración para recorrer la vida a contracorriente, buscando explicaciones y encontrando nuevas respuestas.

Dilemas resueltos

El título que le he dado a este prólogo resume el texto de Boris Chamás, fruto no solo de múltiples estudios en diversas fuentes y academias donde los más prestigiosos expertos de nutrición exponen sus teorías y experiencias, sino de una vida consagrada a la búsqueda de la verdad, tal y como lo ha hecho el autor de este libro.

Buscando aproximaciones a un conocimiento verdadero sobre mitos y realidades en nutrición, Boris inició esta investigación desde joven, y su principal laboratorio han sido él mismo y su familia, laboratorio que ha extendido, ahora que ha acrecentado sus conocimientos y la forma de sustentarlos, a sus allegados.

Con este libro nos ayuda a muchos más compartiendo en forma fácil y accesible los resultados de su búsqueda. Resuelve varios de los dilemas que nos crea la actual información médica, en contraposición a la investigación real sobre el tema. Lamento decir que usualmente somos los médicos los que menos sabemos de nutrición y nos dejamos engañar por los pocos conocimientos que nos dieron sobre ella en las facultades de Medicina; por ello el médico general no es quien orienta al paciente sobre lo que es una buena alimentación, que le ayude a prevenir y curar enfermedades.

Con la excepción de algunos médicos extraordinarios como el doctor John McDougall, que comprendieron, apartándose de lo aprendido en sus facultades, que una acuciosa observación de la dieta era más importante que la cirugía y la medicación para prevenir y revertir enfermedades, el papel de orientadores de la nutrición sana lo están asumiendo pioneros del tema, no médicos, investigadores honestos que incluyen a veterinarios como el doctor T. Colin Campbell, quien con sus meticulosos estudios aclaró muchos de los mitos que teníamos sobre nutrición, epidemiólogos, amas de casa, naturistas, ingenieros como Boris mismo. Solo algunos médicos y nutricionistas dan a la nutrición el papel que se merece y están dedicados por lo general a la medicina complementaria.

Por fortuna, el mundo está dando un viraje. Ya se habla en medicina universitaria sobre la importancia de la alimentación sobre la salud y se hacen investigaciones sobre el tema. El público en general ha comprendido que se tiene que hacer cargo de su salud, la cual es lo suficientemente importante como para dejarla solo en manos de los médicos.

Este libro le permite, a quien esté interesado en su propia salud, conocer el estado actual sobre las investigaciones más avanzadas sobre nutrición y salud, y nos resuelve los dilemas más frecuentes: ¿la leche es saludable?, ¿cuántas proteínas necesitamos?, ¿es mejor comer carne o ser vegetariano?, ¿qué ocurre con el trigo?, ¿qué le hacen el azúcar y los colorantes a nuestra salud?, ¿cómo ser crudívoro?, ¿cómo llevar a cabo una dieta alcalina y para qué sirve?

Estos y muchos otros dilemas se resuelven, respaldados por estudios científicos de excelente calidad.

Una de las conclusiones a la que probablemente llegarán la mayoría de los lectores es que tanto la buena salud de la raza humana, como la sobrevivencia planetaria, dependen de nuestra ética en el comer.

El poder del alimento nos ayuda a aprender a comer saludable y agradablemente, contribuyendo a disminuir la violencia contra los animales y mitigando así el impacto que nuestra dieta causa sobre el calentamiento global, temas que nos competen absolutamente a todos. Este libro no es para leer y dejar en el anaquel de la biblioteca. Nos guía a cambiar hábitos diarios, de allí su gran importancia.

¡Gracias Boris por este texto!

Elsa Lucía Arango
Médica General – Universidad Javeriana
Especialista en medicinas alternativas

Prólogo

Lo que comemos afecta nuestra forma de vivir, la salud y la posibilidad de alcanzar una longevidad digna y sin enfermedades.

Aunque parece una obviedad algunas personas pueden pensar que no es así, pero lo cierto es que en muchos casos no tenemos unas bases sólidas para determinar cómo nos afecta. Recibimos todos los días incontables datos fraccionados sobre lo que es bueno o malo para la salud, pero la información no es precisa. Mucho nos llega a través de los medios de comunicación, en gran parte pagados por la gran industria a través de la publicidad, sesgado todo por intereses económicos o en ocasiones políticos que nada tienen que ver con un genuino interés por mejorar la salud pública.

Hay una gran cantidad de información científica que convalida el camino que debemos seguir para llevar una vida plena, saludable y con mayor energía hasta la edad más adulta. ¿Y cómo es que la alimentación y el estilo de vida afectan la salud? es una pregunta que estudios serios, de fuentes reconocidas y prestigiosas han tratado de responder durante años.

En un mundo donde la enfermedad crece sin control, donde el número de personas con enfermedades graves, entre otras las del corazón, cáncer, diabetes, Alzheimer, osteoporosis, esclerosis, es día tras día mayor, no queda más que preguntarse: ¿de dónde proviene esta pandemia de enfermedades crónicas y de muerte prematura?

Este libro recopila, de forma ordenada, la mejor información disponible y pretende exponer lo que está ocurriendo con la alimentación y la salud, cuáles son los problemas, sus causas y cómo podemos evitar ese tenebroso mar de dolencias. En la manera como se vive y los alimentos que se toman se encuentran muchas de las claves para lograrlo. Estilo de vida y nutrición son las palabras mágicas.

¿Y cómo llegué a descubrir una alternativa de salud luego de años de enfermedad? Desde niño soporté serios problemas de salud respiratoria y gástrica. A los 27 años, siendo director financiero de un mundialmente reconocido laboratorio farmacéutico, me resultaba impensable que alguna dolencia se pudiera tratar por fuera de la oferta científica de los laboratorios farmacéuticos. No obstante, después de tomar por años una enorme cantidad de medicamentos diariamente, mis padecimientos no se aliviaban y frustrado acudí, por consejo de un muy querido amigo, a la consulta de un renombrado médico alternativo quien en cuestión de minutos me dijo de forma taxativa que la única solución para resolver mis problemas tanto respiratorios como gástricos era dejar de comer carne; si lo hacía tendría una vida normal y saludable, de lo contrario no viviría muchos años.

Tal indicación, sin que mediaran medicamentos ni los acostumbrados exámenes o procedimientos de la medicina tradicional, era toda una conmoción para mi manera de pensar pero estaba tan cansado de los pobres resultados de la medicina tradicional que ese mismo día, a pesar de estar a dos semanas de mi boda y con gran cantidad de festejos por delante donde la comida era protagonista, fue el último día que comí carne.

Con la ignorancia absoluta de lo que significaba una alimentación sin carne, pero con férrea disciplina, inicié de inmediato ese camino.

A partir de ese momento todos los medicamentos, pastillas, inhaladores, inyecciones y vacunas que tomaba varias veces al día se fueron de una vez por todas al cajón de los recuerdos. Para mi sorpresa, me fui recuperando rápida y milagrosamente.

El diagnóstico de ese médico y el consecuente cambio de alimentación transformaron una enfermedad constante en salud y vitalidad.

Y no soy una excepción. Conozco innumerables experiencias similares en las que personas –incluso desahuciadas, con cáncer terminal– por haber modificado su alimentación drásticamente y cambiado su estilo de vida, recuperaron su salud ante la incredulidad de sus propios médicos tradicionales.

Gran parte de la medicina actual está lamentablemente orientada por la rentabilidad: la ecuación consiste en dejar que la enfermedad ocurra de forma recurrente para proveer al paciente de medicamentos que reduzcan los síntomas sin curar la enfermedad en su origen. Bajo esta óptica de no curar las causas sino de paliar los síntomas, las enfermedades crónicas son la fuente mayoritaria de ingresos de la industria farmacéutica.

Si por ejemplo se tiene acidez se debe tomar una "mágica" pastilla durante toda la vida. Este es el dictamen de la industria y de la medicina tradicional, en lugar de buscar la causa de la acidez y solucionarla. Algo tan sencillo como revisar y cambiar la alimentación evitaría, en la mayoría de los casos, este problema y la consecuente dependencia de un medicamento con efectos secundarios. Como este caso se podrían enumerar muchos otros acerca de cómo funciona el mundo de hoy alrededor de la salud.

Lo que sabemos con absoluta certeza, derivada del soporte experimental y científico, es que con la alimentación se está gestando la diferencia entre una buena salud o la enfermedad. Es así de sencillo.

Por desgracia, hoy, en las facultades de medicina, o no se enseña nutrición o apenas se dictan algunas horas de clase al respecto. No obstante la ciencia ha dado pasos de gigante en desentrañar qué hay detrás de los alimentos y es justo ese tema el que pretendo darle a conocer al lector.

Lo sorprendente es que una buena dieta no solo cura una enfermedad en particular sino que, a través de una buena dieta, se previenen y en muchos casos se curan las enfermedades degenerativas del mundo moderno. Cuando el cuerpo inicia un proceso de sanación derivado de una dieta sana y un estilo de vida adecuado, se cura por completo, y no solo de una enfermedad; de todas.

Para avanzar en el camino de la salud es necesario, en primer lugar, entender qué es lo que en verdad sucede en el campo de la industria alimenticia multinacional. Nos vemos abrumados por una información ambigua, confusa y tergiversada a través de la publicidad que esa poderosa industria contrata.

En este libro se recopila información veraz, se hace un diagnóstico de la salud actual y se ofrecen soluciones concretas para recuperar o crecer en el camino de la salud. Una lectura con mente abierta permitirá que el lector decida y se anime a experimentar. No hay caminos únicos y tampoco dietas únicas, pero una vez conocidas las alternativas se podrá construir el camino individual más adecuado, de forma libre y sobre todo consciente.

Y es la salud lo que está de por medio, el decidir que se pueda o no llevar una vida plena, con energía y felicidad durante muchos años. Está en juego evitar largas enfermedades crónicas que terminarán ocasionando un daño inmenso a cada quien y, de manera indirecta, a toda una sociedad. Y también está en juego la salud del planeta entero.

El objetivo de este libro, tanto como el de gran cantidad de científicos que han dedicado su vida a la investigación sobre estos temas, será pues contribuir a modificar positivamente la salud de quien se atreva a comprobar que toda la información presentada aquí es verídica.

Leerlo tomará solo unas pocas horas pero los beneficios derivados del conocimiento y su puesta en práctica acompañarán al lector durante el resto de su vida.

Boris Chamás

CAPÍTULO 1

El mundo en que vivimos

Es asombrosa la evolución de la tecnología en todos sus ámbitos. En veinte años hemos advertido cambios tan espectaculares —sobre todo en el campo de las comunicaciones— que nunca se le hubieran ocurrido al más delirante de los escritores de ciencia ficción. Internet, telefonía móvil, robótica y todo tipo de artilugios han modificado nuestro estilo de vida.

La forma como nos alimentamos también ha sido transformada de manera dramática por la industrialización. Hoy disponemos de una inagotable variedad de productos listos para ser consumidos y muchos con la capacidad de ser almacenados por años.

La industria ha "fabricado" alimentos —antes solo cosechables en la temporada correspondiente— que están disponibles todo el año. Lo que ayer era escaso y temporal se volvió abundante y permanente. Como en ninguna otra época de la historia, hoy tenemos más comida a nuestra disposición.

Qué paradójico, dichos avances tecnológicos han implicado también un retroceso en muchos aspectos de la vida del ser humano.

La alimentación se ha industrializado tanto que, en verdad, poco le queda de natural. Comemos y bebemos "alimentos" altamente procesados, cada vez más alejados de la sabiduría de la naturaleza. Asumimos que la ciencia mejora la calidad de vida y pensamos que sus avances solucionarán, tarde o temprano, nuestros problemas y necesidades. No obstante, entre más se alejen los alimentos de los procesos de la naturaleza, más propensos estaremos a nuevas enfermedades y por eso mismo al deterioro de la salud.

El planeta también está sufriendo las consecuencias de la industrialización y sus "avances". Los casquetes polares se derriten sin pausa, víctimas de la contaminación y el recalentamiento; los glaciares desaparecen; los ríos, saturados de desechos químicos y basura, se convierten en cloacas pestilentes y sin vida. Los vertidos industriales saturan los mares de mercurio y otros metales pesados —fuertes neurotóxicos—, al igual que de fertilizantes y pesticidas agrícolas, matando los corales y contaminando a todas las especies marinas, muchas de las cuales terminan como alimento humano. La amazonia, el principal pulmón del planeta, está siendo destruida para sembrar soja (soya) transgénica que sirve como alimento del ganado que debe satisfacer así la cada vez mayor demanda de carne. ¿Quién creería que la crianza intensiva de ganado, en especial el vacuno, es la causa principal de la emisión de gases con efecto invernadero del planeta? Pues así es. Las vacas expelen el 18% de estos gases y son la principal fuente de contaminación, muy por encima de aviones, automóviles e industria.[1] La crianza de animales produce también dos tercios de las emisiones de amoniaco, a su vez uno de los mayores generadores de la lluvia ácida.

Diversos estudios señalan[2] cómo la utilización masiva de píldoras anticonceptivas están haciendo que los machos de muchas especies de peces se «feminicen», con lo cual, por supuesto, se pone en peligro su subsistencia. Los estrógenos de estas

---

[1] Henning Steinfeld, et al, *Livestock's long shadow*, Food and Agricultural Organization of the United Nations, 2006.

[2] Ver por ejemplo el estudio dirigido por la canadiense Karen A. Kiddy, publicado por la Academia Estadounidense de Ciencias.

píldoras se eliminan por la orina y luego, a través de arroyos y ríos, van a dar a lagos y mares. Aun no se ha medido el impacto que tales estrógenos producen en los seres humanos una vez regresan a nuestros cuerpos a través del consumo de estos peces «feminizados» pero es muy probable que parte de los problemas de fertilidad actuales se deriven de ello.

Desertización, temperaturas extremas, extinción de especies, desastres naturales, escasez de agua, aumento del nivel del mar, declive de los glaciares, tierras estériles, etcétera, todo ello nos grita que la tierra no está bien, que algo no lo estamos haciendo como es debido.

La radiación electromagnética es una forma de energía emitida y absorbida por partículas cargadas que viajan por el espacio en forma de ondas. Estas ondas, que no vemos, son cada vez mayores y diversas: ondas de radio, infrarrojas, ultravioletas, rayos x y rayos gamma. La contaminación electromagnética que más ha aumentado en los últimos años es la propagada por la gigantesca y creciente utilización de teléfonos móviles y de aparatos inalámbricos de toda clase.

Puedo atestiguar cómo han aumentado los casos de personas que no soportan hablar por un teléfono móvil, o ni siquiera estar cerca de ellos. He conocido estudios de mapeo cerebral que muestran el impacto negativo de la radiación de estos teléfonos en la actividad del cerebro con tan solo un par de minutos de uso. El cáncer de cerebro en los dos sexos, y de testículos en hombres jóvenes (muchos de ellos llevan los teléfonos en sus bolsillos), han sido relacionados por especialistas con la contaminación ambiental electromagnética y en particular por el uso permanente del teléfono móvil. Según la Organización Mundial de la Salud, en el informe Fact Sheet N. 193 de junio de 2011, la Agencia Internacional para la Investigación sobre el Cáncer (International Agency for Research on Cancer) ha clasificado los teléfonos móviles como posibles cancerígenos.

Informes de la American Brain Tumor Association señalan el cáncer de cerebro como la segunda causa de muerte por cáncer en personas menores de veinte años, solo superado por la leucemia.[3]

El planeta se queja pero pocos escuchamos. Los indígenas de la Sierra Nevada de Santa Marta de la costa Caribe de Colombia –cuya vida transcurre verdaderamente conectada con la naturaleza–, afirman que por cuenta de la extracción del petróleo, la tierra nos cobrará por haberles robado su sangre.

Sin duda estamos perdiendo la conexión con nosotros mismos y con la naturaleza que nos lo ha dado todo. Los niños se acostumbran a permanecer al frente de aparatos electrónicos, tienen pocos momentos consigo mismos, de recogimiento y silencio, un instante de reflexión. Crecemos buscando cualquier clase de entretenimiento, muchas veces anodino pero que nos impida estar solos y en silencio.

Aunque es posible seguir enumerando muchos más aspectos en los que la tecnología y la industrialización han afectado la vida cotidiana, es el momento de enfocar el tema de este libro en el que, por cierto, tiene las cifras más devastadoras: la salud.

La salud de la humanidad está deteriorándose a una velocidad pasmosa. Las enfermedades del corazón, que hace cien años prácticamente no existían, hoy son la primera causa de muerte.[4] El cáncer nos invade, la diabetes ataca sin misericordia en todos los rangos de edad, las enfermedades degenerativas proliferan, el sobrepeso supera ya en muchos países cifras del setenta por ciento de la población.

No sorprende, por tanto, que la publicidad nos inunde con productos que prometen alargar la vida y pastillas mágicas que lo curan todo.

---

[3] http://www.abta.org/news/brain-tumor-fact-sheets

[4] "Ischaemic Heart Disease, Aortic Aneurysms, and Atherosclerosis in the City of London, 1868-1982", en *Medical History*, 1985 <http://wholehealthsource.blogspot.com/2009/05/coronary-heart-disease-epidemic.html>

La buena noticia es que, como lo veremos más adelante, esta tendencia se puede cambiar de una forma sencilla, barata y amable con nuestro planeta. Sin embargo, a la mayoría de las grandes corporaciones que pagan la publicidad en los medios de comunicación no les interesa este camino, que se sepa cómo, a través del alimento, se pueden no solo prevenir prácticamente todas las enfermedades degenerativas que padece la población mundial sino detener su avance e incluso revertirlas según el grado de severidad en que se encuentren. Ninguna de ellas ganaría dinero con esta información. Quienes nos venden bebidas azucaradas y llenas de químicos que minan la salud no tienen ningún interés en que se sepa que el cuerpo estaría muchísimo mejor bebiendo agua pura; aquellos que comercializan productos refinados y desnaturalizados nunca van a decir que en lugar de sus productos hay que comer manzanas o lechugas; tampoco a las corporaciones farmacéuticas les conviene prevenir las enfermedades. De hecho es como si todo lo procesado por la industria fuera mejor que lo natural.

Hipócrates, el gran médico de la Grecia antigua, considerado el padre de la Medicina, lo dijo hace casi 2.500 años: "Eres lo que comes", y dijo también: "Que la medicina sea tu alimento y que tu alimento sea tu medicina". A sus discípulos les decía: "¿Aquel que no conoce el alimento, cómo puede entender las enfermedades del hombre?".

No obstante las facultades de Medicina parecen haberlo olvidado. Los estudiantes de medicina no estudian nutrición y son pocos los médicos que relacionan tipos de alimento y enfermedad. Los estudiantes reciben toda clase de "ayudas" por parte de la industria farmacéutica y la base de la prevención a través del alimento ni se menciona en la mayoría de los programas de estudio actuales.

Sorprende cómo al preguntar a oncólogos reconocidos sobre la relación entre alimentación y cáncer, contesten abiertamente que no existe ninguna.

Se sabe de muy diversas y sólidas fuentes que hay métodos curativos para el cáncer basados en la alimentación, que hay alimentos que nos protegen contra el cáncer y contra las enfermedades degenerativas y que muchos otros promueven su desarrollo. Un buen ejemplo son los muchos años de experiencia práctica del Instituto Gerson tratando con éxito pacientes con cáncer basándose en alimentos crudos, así como los cientos de investigaciones publicadas entre las que cito solo algunas:

- Michael Donaldson: *Nutrition and cancer: A review of the evidence for an anti-cancer diet.*

- S. Higginbotham, Zuo-Feng Zhang, I-Min Lee, N. R. Cook, E. Giovannucci, J. E. Buring, y S. Liu: *Dietary glycemic load and risk of colorectal cancer in the Women's Health Study.* J. Natl. Cancer Inst., 2004.

- D.S. Michaud, S. Liu, E. Giovannucci, W.C. Willett, G.A. Colditz, C.S. Fuchs: *Dietary sugar, glycemic load, and pancreatic cancer risk in a prospective study,* J. Natl. Cancer Inst., 2002.

- Association of markers of insulin and glucose control with subsequent colorectal cancer risk. Cancer Epidemiol Biomarkers Prev., 2003.

- E. Kampman, D.Verhoeven, L. Sloots, P. van 't Veer: "Vegetable and animal products as determinants of colon cancer risk in Dutch men and women", *Cancer Causes Control.*

¿Funcionaría un automóvil si en el tanque se le pusiera aceite en lugar de gasolina? La industrialización nos ha llevado a ser coches a los que se les pone aceite en lugar de gasolina. Ni más, ni menos. Si la abuela de nuestra madre pudiera visitar hoy un supermercado, ¿cuantos alimentos procesados reconocería? El 90% o más de los productos de ese supermercado serían algo irreconocible para ella. Nos hemos alejado tanto, en los últimos cien años, de nuestra naturaleza biológica que muy pocas cosas quedan de lo que fue nuestro alimento durante milenios, la alimentación para la cual evolucionamos y la que nos debe mantener en un estado de bienestar óptimo. Nos han convertido en coches que queman aceite. Lo más paradójico es que nos hacen creer que funcionamos mejor con aceite que con gasolina.

Radiografía de la salud actual

Veamos algunas cifras que soportan esta triste radiografía del mundo en que vivimos, donde las enfermedades avanzan en la medida en que los malos hábitos de los países ricos se trasladan a los demás. Vamos camino hacia una pandemia que no dejará país libre de esta plaga de enfermedades.

En el Cuadro 1 se relacionan las principales causas de muerte en varios países del mundo, ocurridas en su gran mayoría por enfermedades degenerativas producidas por los excesos y malos hábitos de la sociedad de consumo.

La principal causa de muerte global, cerca del 22%, está relacionada con las enfermedades del corazón.[5] En promedio, tres de cada diez personas en los países industrializados mueren por eventos cardiovasculares (mal funcionamiento del corazón o del sistema circulatorio). *El corazón, que es el centro de la vida, se ha vuelto el centro de la muerte.*

Aun cuando desde tiempos de Hipócrates se hablaba ya de la enfermedad, no deja de sorprender el astronómico crecimiento de la enfermedad durante los últimos cien años. Ha pasado de ser una rara causa de muerte, a ser la primera causa en Londrés al igual que en el resto del mundo. Los registros de autopsias que lleva el hospital de San Bartolomé de Londrés desde 1868 lo sustentan con toda claridad: la enfermedad se ha multiplicado exponencialmente a partir de 1930. En algunos

---

[5]   A. D. López, C. D. Mathers, M. Ezzati, D. T. Jamison, C. J. Murray, "Global and regional burden of disease and risk factors", 2001: systematic analysis of population health data. Lancet, 2006.

Cuadro 1. Principales causas de muerte como porcentaje del total (2012)

PRINCIPALES CAUSAS DE MUERTE	EE. UU.	ESPAÑA	COLOMBIA	MÉXICO	JAPÓN
Enfermedades cardiovasculares	30,24	31,16	24,74	23,97	27,45
Cáncer	25,89	28,06	16,71	13,11	34,07
Enfermedades del sistema respiratorio	6,29	10,53	5,28	4,78	1,85
Alzheimer/demencia	8,3	6,36	0,68	0,55	1,16
Cáncer de pulmón	6,29	3,83	2,43	1,53	7,55
Diabetes mellitus	3,62	2,56	4,13	15,02	1,67
VIH/sida	0,56	0,45	1,9	1,07	0
Enfermedades del hígado	1,44	1,67	1,16	5,92	1,49
Hipertensión	2,99	2,55	2,89	3,73	0,75
Neumonía	2,77	1,97	4,14	3,45	13,74
Insuficiencia renal	2,45	1,64	1,8	2,84	3,06
Accidentes de tránsito	2,17	0,61	4,41	2,87	0,76
Suicidio	1,7	0,82	1,52	1	3,52
FACTORES DE RIESGO PARA LA SALUD	EE. UU.	ESPAÑA	COLOMBIA	MÉXICO	JAPÓN
Litros de alcohol	9,6	12,5	7,8	7,7	9,6
Porcentaje de fumadores	26,3	33,65	21,5	24,65	33
Porcentaje de obesidad	45,5	22,8	28,7	37,25	2,4
Esperanza de vida	78,2	81,1	74,3	76,3	82,2

Fuente: World life expectancy: Le duc Media / ESPAÑA: Instituto Nacional de Estadística.

países africanos era, hasta hace poco tiempo, una enfermedad prácticamente desconocida.

Sorprende también saber que, en los países ricos, el deterioro del corazón y del sistema circulatorio se encuentra ya a muy temprana edad, en un altísimo porcentaje de personas. Un estudio hecho con las autopsias de soldados estadounidenses en la guerra de Corea concluyó que el 77,3% de los corazones analizados mostraban síntomas evidentes de grave deterioro cardiaco. Los soldados tenían un promedio de edad de 22 años.[6]

La masificación del tabaquismo, el consumo excesivo de proteína animal, la introducción de los alimentos procesados en la dieta y la falta de ejercicio, son las principales causas de este grave cambio en la salud de la humanidad, particularmente en los países del primer mundo del hemisferio occidental.

La segunda causa global de muerte hoy es el cáncer, agrupado en sus diversas manifestaciones, en algunos casos con porcentajes superiores al 30% de las muertes.

El cáncer ha estado entre nosotros desde siempre; de hecho, muchos animales también contraen cáncer e incluso algunas plantas. El cáncer es, en términos sencillos, una desprogramación de las células que las hace comportarse sin control y de manera aleatoria. Cada día nuestros cuerpos producen entre cien y diez mil células de este tipo como parte normal de los procesos metabólicos. Si nuestro sistema inmune es saludable, puede eliminar cada una de esas células. El cáncer se produce cuando el sistema inmunológico es incapaz de destruir todas las células indeseables y entonces les permite reproducirse y establecer una pequeña fortaleza desde donde propagarse. Por tanto, existe la posibilidad de que cualquier criatura viviente desarrolle cáncer.

Lo que hoy sabemos es que, a pesar de que ha existido durante siglos, la incidencia del cáncer en los seres humanos se ha

---

[6]   William F. Enos, Robert Holmes (MC) y James Beyer (MC), "Coronary disease among United States soldiers killed in action in Korea", en JAMA, julio 18 de 1953, Vol. 152, No. 12, pp. 1090-1093.

incrementado de modo catastrófico en el último siglo. Cuando se analizan series completas de datos para incidencia de cáncer de los últimos cien años se evidencia que la mayor parte de ellos se han incrementado hasta cinco veces, esto es, un 500% de crecimiento en el número de casos registrados.[7]

Por otra parte, es verdad que una vez adquirido el cáncer, se ha reducido la tasa de mortalidad, en muchos casos de manera muy significativa. Aun cuando algunas estadísticas consideran que se sobrevive al cáncer si la persona está con vida cinco años después de su descubrimiento, lo cual es bastante discutible. Por otro lado nunca se habla de la triste calidad de vida que deben enfrentar muchos supervivientes.

Lo indiscutible es que la enfermedad ha crecido de manera desmesurada en el número de incidencias en el mundo durante el último siglo, según estudios llevados a cabo por la fundación Baseline of Health del reconocido investigador estadounidense Jon Barron.

El problema es de tal magnitud que, de acuerdo con el Instituto Nacional de Cáncer de los Estados Unidos, la probabilidad de que un hombre, nacido en ese país entre 2005 y 2007, desarrolle cáncer durante el transcurso de su vida es del 44,29% y la de una mujer es de 37,76%.[8]

Lo anterior significa que uno de cada dos hombres y una de cada tres mujeres, nacidos en Estados Unidos entre 2005 y 2007, van a desarrollar algún tipo de cáncer durante su vida. Cifras como estas nunca antes existieron.

En los últimos cien años se han generado muchos de los factores que la comunidad médica asocia al cáncer:

- Incremento descomunal en el consumo de productos animales.

---

[7]   "Cancer Trends During the 20th Century", *Journal of Australian College of Nutritional & Environmental Medicine*, Vol. 21, No. 1; April 2002.

[8]   DevCan - Probability of Developing or Dying of Cancer, software, version 6.5.0., Bethesda, MD: Statistical Research and Applications Branch, National Cancer Institute, 2010.

- Abandono de los productos naturales por comidas rápidas procesadas como mayor porción de la dieta.

- Crecimiento exponencial de la contaminación electromagnética (teléfonos móviles y aparatos inalámbricos principalmente).

- El cambio hacia dietas altas en omega-6 y muy bajas en omega-3.

- Exposición a cientos de miles de nuevas toxinas industriales en cantidades de cientos de miles de toneladas.

- Uso masivo de carcinógenos como el cloro y el flúor en el suministro de agua pública.

- Explosión del tabaquismo en la sociedad actual.

- Abandono del ejercicio físico y paso a la vida sedentaria.

- Aumento de las situaciones de estrés a todo nivel.

Es muy importante tener en cuenta que entre el primero y los diez años de vida se produce la mayoría del daño al DNA, lesión que abona el campo para el crecimiento del cáncer. *La dieta en la niñez es la mayor causa de la enfermedad en los adultos.*

Podría describir aquí, de manera extensa, cada una de las múltiples enfermedades degenerativas y autoinmunes, pero para los efectos de este libro es necesario detenerse en la obesidad y la diabetes y revisar algunas de las enfermedades degenerativas.

La obesidad

No hace falta revisar las cifras presentadas en las gráficas 1 y 2 para percibir lo que está pasando a nuestro alrededor. Basta con salir a la calle para ver cómo la población engorda cada día más.

La Organización Mundial de la Salud, en su publicación número 311 de marzo de 2013 sobre obesidad y sobrepeso, relaciona los siguientes hechos claves:

- La obesidad mundial casi se ha duplicado desde 1980.

- En 2008, más de mil cuatrocientos millones de adultos con más de veinte años tenían sobrepeso. De ellos, más de doscientos millones de hombres y trescientos millones de mujeres eran obesos. 35% de los adultos mayores de veinte años tenían sobrepeso y 11% eran obesos.

- El 65% de la población mundial vive en países donde el sobrepeso y la obesidad matan más personas que el bajo peso.

- Más de cuarenta millones de niños menores de cinco años tenían sobrepeso en 2011.

Se considera con sobrepeso a una persona con índice de masa corporal (BMI por su nombre en inglés, peso en kilogramos dividido por la altura en metros y elevada al cuadrado) superior a 25 y se le considera obesa cuando su índice es mayor de 30.

La obesidad ataca a todas las edades y se expande por todo el mundo, incluso en países donde antes no existía. El Gráfico 1 muestra cómo solo pocos países, como China o India, mantienen un grado bajo de obesidad. Las cifras resultan alarmantes —casos como México y Estados Unidos son los más graves—, pero la tendencia global, claramente creciente, indica una pandemia de enormes proporciones que no tiene precedentes. Los años del estudio aparecen entre paréntesis al lado de cada país.

En países como Japón, donde el índice de obesidad es aún apenas el 3% (comparado con el 34% de Estados Unidos), se está presentando un crecimiento en las tasas de obesidad en la medida que sus sanos hábitos alimenticios y de vida, acuñados durante milenios, se cambian por los de la industria moderna occidental.

Si se presta atención a los países donde la industria alimenticia de Occidente desembarca, se descubre cómo las enfermedades inician su camino ascendente, la obesidad se dispara, la calidad de vida se deteriora y los costos de la salud social se elevan de manera constante.

Gráfico 1. Tasas de obesidad y personas
con sobrepeso por país

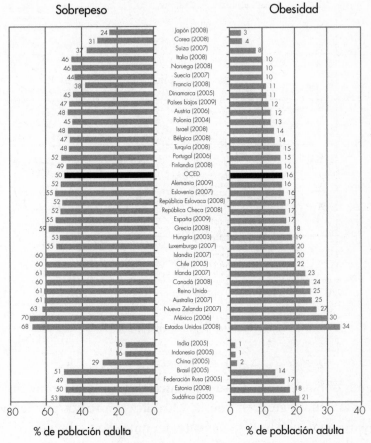

Sobrepeso

Obesidad

	Sobrepeso	País	Obesidad	
	24	Japón (2008)	3	
	31	Corea (2008)	4	
	37	Suiza (2007)	8	
	46	Italia (2008)	10	
	46	Noruega (2008)	10	
	44	Suecia (2007)	10	
	38	Francia (2008)	11	
	45	Dinamarca (2005)	11	
	47	Países bajos (2009)	12	
	48	Austria (2006)	12	
	45	Polonia (2004)	13	
	48	Israel (2008)	14	
	47	Bélgica (2008)	14	
	48	Turquía (2008)	15	
	52	Portugal (2006)	15	
	49	Finlandia (2008)	16	
	50	OCED	16	
	52	Alemania (2009)	16	
	55	Eslovenia (2007)	16	
	52	República Eslovaca (2008)	17	
	52	República Checa (2008)	17	
	55	España (2009)	17	
	59	Grecia (2008)	8	
	53	Hungría (2003)	19	
	55	Luxemburgo (2007)	20	
	60	Islandia (2007)	20	
	60	Chile (2005)	22	
	61	Irlanda (2007)	23	
	60	Canadá (2008)	24	
	61	Reino Unido	25	
	61	Australia (2007)	25	
	63	Nueva Zelanda (2007)	27	
	70	México (2006)	30	
	68	Estados Unidos (2008)	34	
	16	India (2005)	1	
	16	Indonesia (2005)	1	
	29	China (2005)	2	
	51	Brasil (2005)	14	
	49	Federación Rusa (2005)	17	
	50	Estonia (2008)	18	
	53	Sudáfrica (2005)	21	

80   60   40   20   0

% de población adulta

0   10   20   30   40

% de población adulta

Fuente: http://www.hivehealthmedia.com/world-obesity-stats-2010/

La obesidad inicia a edades muy tempranas con cifras que, según la Organización Mundial de la Salud (2006), ya superan el 20% de obesidad infantil en algunos países como Ucrania o Albania. Los niños cuyos padres son obesos tienen diez veces más probabilidades de volverse obesos.

Los niños obesos son propensos a tener una gran variedad de problemas sicológicos y sociales, además de los líos médicos derivados de la obesidad tales como diabetes, colesterol alto, presión arterial elevada (nueve veces más de probabilidades en

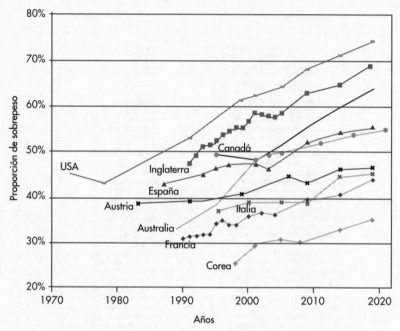

Gráfico 2. Tasas de sobrepeso previstas para el futuro en los países seleccionados de la OCED.

Fuente: http://www.hivehealthmedia.com/world-obesity-stats-2010/

niños obesos), apnea del sueño[9], que puede producir complicaciones neurológicas en uno de cada diez niños. Los problemas óseos son también más frecuentes en niños con sobrepeso.

Vale la pena enfatizar que un niño obeso tiene mayor riesgo de ser un adulto obeso, con todo lo que ello implica para la salud.

Un obeso, además de los enormes inconvenientes de salud que provienen de esa condición, es muy probable que no pueda caminar distancias largas, o practicar un deporte apenas exigente o sentarse cómodamente en las estrechas sillas de los aviones y, en algunos casos, estar sentado o en reposo sin que le duela la espalda o alguna articulación.

---

[9] Interrupciones de la respiración durante el sueño.

Tener sobrepeso es algo que castiga el funcionamiento de todo el cuerpo. Entre más peso se gane, más trabajo tienen que hacer los órganos: el corazón debe bombear más sangre, el hígado multiplica su actividad, y así con todos los demás que reciben una sobrecarga. Es lógico pensar que, como en cualquier maquinaria, el esfuerzo excesivo deteriora su funcionamiento y disminuye su vida útil.

¿Qué pasaría con nuestro cuerpo si le pusiéramos encima una o dos maletas de 20 kg cada una durante cada segundo de nuestras vidas? Este infierno lo vive casi un tercio de la población en los países ricos de Occidente y ya se extiende a los países latinoamericanos también.

La obesidad no es solo un asunto de estética o de funcionalidad, en realidad esto es lo menos importante. Ante casi todas las enfermedades degenerativas los individuos con sobrepeso tienen mayores probabilidades de morir. Dos tercios de las personas con sobrepeso también sufren de hipertensión, diabetes, enfermedades del corazón, etcétera.[10]

Como las dietas, en su mayoría, no funcionan o no son sostenibles en el largo plazo, y los riesgos de la obesidad son tan graves, las personas recurren a medicamentos "mágicos" o a complicadas y costosas cirugías para detener su problema, cuando la solución verdadera está en la alimentación y el estilo de vida.

Si en realidad nadie quiere ser obeso, ¿por qué pasa? ¿Qué es lo que sucede para que se alcance ese catastrófico estado de gordura? La respuesta es, de nuevo, el estilo de vida y la alimentación; esta pandemia se ha creado en estos últimos cien años a través del sedentarismo y la desnaturalización de la comida.

---

[10] Daphne P. Guh, W. Zhang, N. Bansback, *The incidence of co-morbidities related to obesity and overweight: analysis.* BMC Public Health, 2009. National heart, Lung and Blood institute.

Gráfico 3. Porcentaje y cantidad de personas diagnosticadas con Diabetes en EE.UU. (1958-2010)

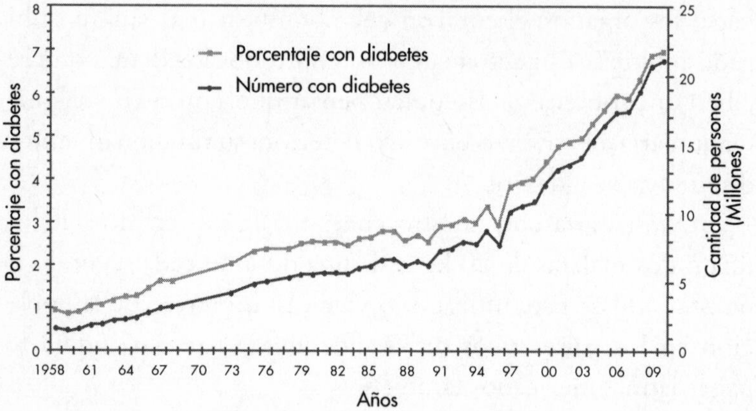

Fuente: Departamento de salud y servicios humanos de los Estados Unidos.
www.cdc.gov/diabetes/statistics

La diabetes

La diabetes es una de las enfermedades de mayor crecimiento en el mundo.

Como se muestra en el Gráfico 3, el número de casos de diabetes diagnosticados en Estados Unidos pasó de 1,5 millones, en 1958, hasta 20,67 millones en el año 2009. En cincuenta años la incidencia de la enfermedad aumentó en un 1.278%, más de 19 millones de nuevos diabéticos solo en Estados Unidos. Del 0,93% de la población con la enfermedad, en 1958, al 6,86% en 2010. Esto significa que un 7% son hoy diabéticos diagnosticados. Vale aclarar que el aumento real de diabéticos es mucho mayor ya que existen muchas personas que son diabéticas y aun no lo saben.

Y es un tema que no solo debe preocupar a los países desarrollados, es de casi todos los países de Occidente, donde existe una industrialización de la alimentación y la llamada "comida rápida" es cada vez más frecuente.

El Cuadro 2 informa sobre los casos de diabetes reportados entre niños, jóvenes y adultos en México, y sus datos son en verdad aterradores. El número de casos de diabetes infantil o

Cuadro 2. Casos reportados de diabetes mellitus
por grupos de edad en México 1990-2007

Año	< 1	1-4	5-9	10-14	15-19	20-24	25 y más	Total
			Grupos de edad					
1990	45	187	712		3.317		129.195	133.456
1991	41	222	911		3.758		163.723	168.655
1992	83	237	805		4.320		176.058	181.503
1993	61	220	860		4.462		200.242	205.845
1994	95	178	798		3.860		179.199	184.130
1995	42	206	950		4.320		266.790	272.308
1996	19	69	1.000		4.462		244.224	249.774
1997	127	227	1.114		4.795		306.599	312.862
1998	38	148	936		4.839		331.006	336.967
1999	82	198	1.001		4.562		278.968	284.811
2000	64	192	192	421	411	4.189	285.666	291.135
2001	49	237	374	750	998	3.571	293.372	299.351
2003	88	193	353	807	1.543	4.166	386.694	393.844
2004	192	259	389	881	1.372	4.010	410.575	417.678
2005	166	231	417	976	1.632	3.943	403.386	410.751
2006	80	178	368	1.008	1.905	4.089	401.952	409.580
2007	105	159	314	797	1.770	4.042	412.697	419.884

Fuente: Anuarios de morbilidad. Dirección General de Epidemiología de México

juvenil ha pasado de 133.456, en 1990, a 419.884 en 2007, esto es, un aumento de 214% en tan solo 16 años.

En el Cuadro 3 se evidencia que el número de muertes por diabetes en niños y jóvenes se ha incrementado en un 173% durante el mismo lapso.

De acuerdo con la Secretaría de Salud de ese país, hay cerca de quince millones de diabéticos en México y la enfermedad creció entre 1998 y 2008 a un ritmo de 300%. Allí fallecen setenta y cuatro mil personas cada año a causa de las complicaciones provocadas por la diabetes; es decir, alrededor de 203 personas cada 24 horas. El 15% de la población mexicana tiene algún tipo de diabetes diagnosticada.

Existen dos tipos de diabetes: Tipo 1 en la cual el cuerpo no produce insulina y Tipo 2, en la que se produce insulina pero esta es insuficiente o inservible. Esta última estaba asociada solo a adultos y por ello se solía llamar diabetes de adultos; ahora,

Cuadro 3. Defunciones registradas por diabetes mellitus
por grupos de edad en México 1990-2007

Año	Grupos de edad							
	< 1	1-4	5-9	10-14	15-19	< 20 años	25 y más	Total
1990	9	28	20	27	63	147	25 586	25 733
1991	11	23	28	29	57	148	26 945	27 093
1992	5	6	17	33	79	140	28 103	28 243
1993	8	18	12	27	73	138	29 366	29 504
1994	6	8	13	23	63	113	30 136	30 249
1995	4	14	18	22	77	135	33 094	33 229
1996	3	21	16	28	68	136	34 643	34 779
1997	2	11	9	23	71	116	35 814	35 930
1998	3	9	11	27	58	108	41 636	41 744
1999	5	12	10	20	60	107	45 440	45 547
2000	5	10	13	31	77	136	46 389	46 525
2001	4	12	10	31	70	127	49 728	49 855
2002	5	13	15	27	71	131	54 697	54 828
2003	4	9	12	29	67	121	58 998	59 119
2004	1	8	15	22	77	123	62 078	62 201
2005	2	10	13	33	71	129	66 961	67 090
2006	4	7	13	24	74	122	68 231	68 353
2007	4	9	5	19	80	117	70 334	70 451
Total	85	228	250	475	1256	2294	808 179	810 473

Fuente: Estadística de defunciones. INEGI/SSA.
Departamento de ediciones médicas, Hospital Infantil de México Federico Gómez.

desgraciadamente, la incidencia de la Tipo 2 se ha extendido a los niños y cerca de un 45% de los casos de diabetes en niños son de Tipo 2.

En ambos casos la enfermedad comienza por un metabolismo disfuncional de la glucosa, que es el azúcar en la sangre. Al digerir la comida, un metabolismo normal procesa los carbohidratos para luego convertirlos en azúcares simples, en gran parte glucosa.

El páncreas se encarga de producir insulina, una hormona que sirve para controlar el nivel de la glucosa en la sangre, manejar su transporte y distribuirla en el cuerpo. La insulina actúa como un acomodador, abriendo las puertas a la glucosa hacia diferentes células y para diferentes propósitos. Una parte de la glucosa se convierte en energía para uso inmediato y otra se almacena como reserva energética para el futuro, en forma de grasa.

Cuando una persona desarrolla diabetes, este proceso metabólico colapsa. Con la diabetes Tipo 1 se afectan las células del páncreas que generan la insulina y se detiene su producción. Esto es el resultado de un ataque del cuerpo a sí mismo, por lo que esta es una enfermedad considerada autoinmune. En los casos de diabetes Tipo 2 el páncreas produce una insulina que genera resistencia y el azúcar de la sangre no puede metabolizarse.

Los riesgos para la salud producidos por la diabetes son muy delicados y van desde enfermedades del corazón, infarto, presión arterial alta (70% de los diabéticos), ceguera, insuficiencia renal (la diabetes es la causa principal de esta enfermedad), hasta enfermedades del sistema nervioso (incidencia entre el 60 y el 70%), amputación, enfermedades dentales, complicaciones durante el embarazo, susceptibilidad a otras enfermedades degenerativas y la muerte.

El consumo de azúcar y edulcorantes en cantidades y formas nunca antes vistas, la ingestión de bebidas gaseosas y jugos azucarados, el crecimiento desorbitado de productos refinados y desnaturalizados en nuestra alimentación, el sedentarismo y la obesidad, son factores de alto riesgo en la gestación de la diabetes.

No sorprende entonces saber que México −el país con la tasa más alta de sobrepeso del planeta y el sexto país en la lista de diabetes en la población− ocupa el puesto número uno del mundo en consumo de Coca-Cola. También es el país con más alto crecimiento de consumo de esta bebida.[11]

La compañía multinacional Coca-Cola contrató y publicó un estudio en el que asevera que México es el país más feliz

[11] http://www.thecoca-colacompany.com/ourcompany/ar/pdf/2009-per-capita-consumption.pdf

del mundo y relaciona el consumo de su producto con la felicidad de su gente.[12] ¿En qué mundo estamos viviendo?

Otras enfermedades degenerativas

Al observar la gama de enfermedades, llamadas por algunos estudiosos "de afluencia" dado el enorme incremento que han tenido en los países con abundantes productos de la industrialización, encontramos que las enfermedades degenerativas del sistema nervioso, Alzheimer, demencia y Párkinson, entre otras varias, crecen con rapidez entre ellos.

De igual forma, otras enfermedades en las que el cuerpo se ataca a sí mismo, destruyéndose, como hipertiroidismo, artritis reumática, hipotiroidismo, esclerosis múltiple, lupus, enfermedad de Sjorgen, glomerulonefritis y otras varias, siguen creciendo.

¿Por qué razón el sistema inmune está mermando su capacidad y en lugar de defendernos de los agentes patógenos y otros invasores externos se está autodestruyendo? Hoy contamos con importante evidencia para determinar que los antígenos que engañan a nuestro cuerpo y lo hacen que se ataque a sí mismo están en la comida industrializada.

Durante el proceso de digestión, por ejemplo, algunas proteínas se cuelan en la sangre sin haber sido correctamente digeridas. Los remanentes de estas proteínas sin digerir son tratados por el sistema inmune como invasores, creando moldes para eliminarlos, llamados anticuerpos, que originan un ciclo autoinmune de destrucción de sus propias células.

Una vez más, la alimentación entra en juego para determinar nuestro estado de salud.

Otro factor de muy importante incidencia sobre la salud es, qué paradoja, el de los medicamentos. Un reporte de la FDA

---

[12]   http://www.mutineermagazine.com/blog/2010/07/coca-cola-study-says-mexico-to-be-the-happiest-place-on-earth-in-other-news-mexico-is-coca-cola%E2%80%99s-top-country-for-per-capita-consumption-growth/

(Food and Drug Administration), la agencia estatal para los medicamentos en los Estados Unidos (ver Cuadro 4), demuestra una situación insoslayable. La agencia lleva un control sobre los efectos adversos de los medicamentos en los pacientes ingresados en los hospitales, tratados con medicamentos prescritos por médicos.

Comparando los últimos cinco años del estudio (2006-2010) contra los cinco previos (2001-2005) se observa que el

Cuadro 4. Muertes y secuelas graves en pacientes
por medicamentos aprobados por la FDA

AERS* Resultados de pacientes por año		
Año	Muerte	Grave
2000	19.445	153.818
2001	23.988	166.384
2002	28.181	159.000
2003	35.173	177.008
2004	34.928	199.510
2005	40.238	257.604
2006	37.465	265.130
2007	36.834	273.276
2008	49.958	319.741
2009	63.846	373.535
2010	82.724	471.291
Total 2000-2010	452.780	2'816.297
Total 2001-2005	162.508	959.506
Total 2006-2010	270.827	1'702.973
% de cambio	+66,7%	+77,5%

*   Sistema de reportes de casos trágicos (Adverse Event Reporting System).

número de muertes por efectos adversos de medicamentos se incrementó en un 66,7% llegando hasta 270.827 casos; por otra parte, el número de pacientes graves (medidos como pacientes que al ser tratados con medicamentos han tenido alguno de los siguientes resultados: muerte, hospitalización, amenaza de muerte, discapacidad, anomalías congénitas o algún otro evento serio) se ha incrementado un 77,5% hasta presentar 1'702.973 casos.

También enseñó Hipócrates a sus discípulos –en este punto vale la pena citarlo de nuevo– que nunca trataran a un paciente con medicamentos si primero no habían tratado de curarlo con alimentos.

No es posible, ni más faltaba, negar los muchos beneficios que ofrece la medicina convencional, pero es necesario llamar la atención sobre cómo se ha desvirtuado su utilización en el mundo contemporáneo. En muchos casos, porque todo se quiere solucionar con píldoras mágicas, y en otros a cuenta de la gran cantidad de medicamentos con efectos secundarios que perjudican la salud, hasta el punto de producir la muerte. En las cifras de la FDA queda claro el crecimiento de esa tendencia: aumenta el número de enfermos, se abusa de los medicamentos y, en muchos casos, se menosprecian sus graves efectos secundarios. 270.827 muertos y 1'702.973 enfermos graves por cuenta de medicamentos correctamente prescritos por médicos tan solo en los Estados Unidos en un período de cinco años. Es evidente que no se trata de casos aislados, ni de cifras que se puedan ignorar.

Quizá sea el momento de preocuparse por volver a lo básico, a lo que la naturaleza nos regala para prevenir las enfermedades y también para sanar. Quizás, entonces, no tendríamos que depender tanto de los medicamentos.

Hace unos años, instalando a mi hijo para iniciar su carrera universitaria, encontré que a uno de sus compañeros sus padres le habían empacado una maleta completa con toda clase de medicamentos acompañados de sus respectivas instrucciones para las dolencias que pudieran aparecer; y las dolencias entonces aparecían.

Mi hijo, por el contrario, se instalaba en su residencia universitaria sin ninguna medicina y pasó toda su carrera sin que mediara enfermedad y, por supuesto, ningún medicamento.

La medicina mágica que promete curar todo es ya parte, a veces de manera inconsciente, de nuestras vidas. Buscamos la pastilla mágica y no nos preocupamos por mirar hacia adentro, por revisar nuestra manera de vivir. No nos hacemos cargo de los comportamientos que nos llevan a la enfermedad y nos pasamos la vida sin buscar las verdaderas causas para corregirlas y obtener salud.

En el marco de esta visión sobre lo que pasa en el mundo de la salud queda el angustioso tema de sus costos. ¿Cuánto se podría ahorrar en medicamentos y salud si la vida estuviera equilibrada y la alimentación fuera adecuada?

La mayoría de los gobiernos del mundo no pueden soportar el incremento brutal de los costos asociados a la salud, pues al incrementar exponencialmente las enfermedades, los costos derivados de sus tratamientos crecen de manera desbordada.

Es el momento de pensar en la prevención, en el cambio de hábitos, en modificar las costumbres que nos están llenando la vida de un sufrimiento innecesario y que de hecho nos están matando.

Entre todas estas preocupantes y abrumadoras estadísticas nos queda la tranquilidad de poder cambiar. El panorama externo es desolador pero tenemos los conocimientos y las metodologías para abandonar ese tren donde tanta gente deteriora su salud. Es posible tener una vida saludable y tranquila mediante sencillos cambios en la alimentación y en el estilo de vida; es mucho más simple de lo que se puede creer. Basta con volver a nuestra naturaleza básica, escuchando a nuestro cuerpo y sus necesidades.

En este libro revisaremos cómo aprender a escuchar, cómo aprender a que sea nuestro cuerpo el que nos hable.

Nuestra sociedad ha convertido el proceso de la alimentación en algo tan complejo que no sabemos por dónde empezar. Nos bombardean con información para hacernos ver esas complejidades y que solo algunos "sabios" conocen los secretos de lo que se debe comer. No hay que preocuparse, la naturaleza ofrece las respuestas de manera sencilla. Buscaremos esa guía para vivir más y mejor, en los próximos capítulos.

¡No se trata solo de poner más años a la vida, sino de poner más vida a los años!

Lo que más me sorprende del hombre occidental es que pierde la salud para ganar dinero, después pierde el dinero para recuperar la salud. Y por pensar ansiosamente en el futuro no disfruta el presente, por lo que no vive ni en el presente ni en el futuro. Vive como si no tuviese que morir nunca, y muere como si nunca hubiera vivido.

Dalai Lama

CAPÍTULO 2

¿QUÉ ESTAMOS HACIENDO MAL?

Durante siglos, los humanos han aprendido a comer guiados únicamente por la sabiduría de sus padres, quienes a su vez, lo habían aprendido de los suyos, en un ciclo continuo de depuración de experiencias de vida. Generación tras generación se han transmitido los conocimientos y las costumbres alimenticias. El conocimiento de los padres ha sido vital y en él se basaba la alimentación de las familias.

Hoy en día quedan pocos casos, al menos en los ámbitos urbanos, en los cuales los hijos se alimenten de la misma manera como sus padres lo hicieron cuando eran niños. El conocimiento ancestral ha cedido el control de nuestras mesas a la publicidad y, en menor proporción, a la ciencia y a los gobiernos.

Desconociendo por completo nuestra situación individual o nuestras necesidades, nos indican qué debemos comer y qué es bueno y qué es malo. Son las empresas de alimentación que invierten millones en publicidad las que mandan en nuestras decisiones de compra y por tanto, en nuestros platos.

Si se revisa la publicidad en la TV, en su mayor parte anuncia alimentos procesados que nos venden como panaceas para nuestra salud. No hace falta ser muy listo para saber que el único interés que tiene la publicidad es aumentar las ventas de las empresas, no el de la salud pública.

¿Cuántos de los productos que se anuncian hoy, en lugar de referirse a las virtudes del alimento, solo mencionan factores como la felicidad, la alegría, la vanidad, el placer, la buena onda y otros componentes emocionales? La verdad es que tienen poco contenido nutricional para vender. Cualquier anuncio de bebidas gaseosas será un buen ejemplo. Acomodan la realidad a sus intereses, invaden el cerebro de las personas desde pequeños —el mayor presupuesto publicitario de la industria de alimentos va hacia los niños—, les llenan sus cabezas con sus interesados argumentos, generalmente alejados de las verdaderas características nutricionales de sus productos.

Además de haber olvidado la milenaria sabiduría de nuestros ancestros, despreciamos a nuestro maestro más cercano, el que de verdad lo sabe todo: nuestro cuerpo. El cuerpo humano es una maravilla sin igual en la naturaleza. Cuanto más lo conocemos y lo estudiamos, más nos sorprende.

El cuerpo procesa miles de reacciones químicas por segundo; posee alrededor de cien billones de células, la mayoría de las cuales tiene un diámetro de menos de una décima de milímetro. Dentro de cada célula hay un corpúsculo negro llamado núcleo y en su interior se encuentran dos series completas de genes; una serie que procede del padre y otra de la madre. Cada cromosoma está constituido por un par de larguísimas moléculas de ADN (ácido desoxirribonucleico). Los cromosomas de una célula abarcan casi dos metros y los de todas las células del cuerpo abarcarían ciento sesenta mil millones de kilómetros, y hay novecientos sesenta trillones de kilómetros de ADN humano en la Tierra, lo suficiente como para llegar a la galaxia más próxima. Nuestro sistema inmune ataca invasores cientos de veces por segundo; nuestros ojos, unas máquinas perfectas con más de dos mil piezas, hacen cerca de un millón de fotografías cada día y las envían al cerebro para su procesamiento; tenemos huesos que pueden soportar hasta dos toneladas de presión; nuestro cerebro es una maravilla técnica, con cerca de treinta mil millones de neuronas, cada una con diez mil conexiones con otras neuronas, que se regulan sin que conscientemente participemos de ello. Un corazón en reposo late cerca de 86.000 veces cada día, sin que siquiera lo notemos o hagamos algún esfuerzo. Para mantenernos en pie, el cuerpo utiliza cerca de trescientos músculos y para dar un paso debemos coordinar cerca de doscientos, todo hecho con impecable milimetría.

Una gota de sangre tiene cinco millones de glóbulos rojos, entre cinco mil y diez mil glóbulos blancos y doscientos cincuenta mil plaquetas. Los glóbulos rojos o hematíes se encargan de la oxigenación de las células del cuerpo. Los glóbulos blancos o leucocitos tienen una función inmunológica, haciendo trabajos de limpieza (fagocitos) y defensa (linfocitos). Se dedican a destruir microbios y células muertas y producen anticuerpos para neutralizar los microbios que portan las enfermedades infecciosas. Las plaquetas sirven para taponar las heridas, cicatrizarlas y evitar hemorragias.

Tenemos pues un cuerpo extraordinario, que nos regala la vida con su su asombrosa complejidad. Sin embargo, ¿cuántos de nosotros lo sabemos escuchar?

El cuerpo nos envía señales que constantemente nos indican cuál es el camino correcto, como cuando se come algo que ya antes ha producido algún malestar o si se hace algo que no se debe. ¿Cuántas personas que sufren de jaquecas a pesar de saber que el café o el chocolate se las produce siguen tomándolos? Muchas veces se sabe qué nos produce alergia, indigestión o gases, pero si nos gusta nada nos detiene. La piel roja, con rosácea o con escozor, nos está diciendo que algo que comimos no nos cayó bien. Aprender a escuchar los mensajes del cuerpo es algo invaluable en el mejoramiento de nuestra salud.

Pero para escuchar es indispensable aprender a valorar el silencio, en ese espacio interior silencioso será posible entender en verdad los mensajes que el cuerpo transmite. Al dedicar al menos unos minutos cada día al silencio, a meditar, a escuchar el interior, se podrán encontrar muchas sorpresas gratas en todos los ámbitos de tu vida. Vivivmos en un mundo lleno de ruido, buscar el espacio para el silencio, dejando de lado las innumerables distracciones (tv, radio, Internet, juegos, etcétera) requiere un esfuerzo, pero bien vale la pena hacerlo si se quiere aprender a escuchar y conectar con el cuerpo.

El cuerpo hace mucho por nosotros pero y nosotros ¿qué hacemos por él? ¿Qué le damos a cambio? ¿Cuánto tiempo del día le dedicamos a actividades que lo beneficien y cuánto a las que lo deterioran?

Hemos sido diseñados durante milenios para vivir en actividad, para andar y correr; aunque tenemos un cuerpo que se activa con el ejercicio los seres humanos contemporáneos tienden al sedentarismo.

El ejercicio físico, la respiración, el silencio, el yoga, la meditación y la alimentación son algunas de las formas de cuidar el cuerpo para que se conserve bien y funcione mejor. El cuerpo agradecerá con creces estos regalos. Hay que pensar qué se puede hacer por el cuerpo en todos los aspectos y ponerlo en acción. Y hoy mismo. Mañana puede ser muy tarde.

Nuestro alimento, ¿qué está sucediendo?

Repasemos algunos de los dramáticos cambios que se han venido dando en nuestras sociedades en las últimas décadas con respecto a la industria de la alimentación.

Los jugos hechos en casa con fruta fresca se han reemplazado por jugos de caja, pasterizados y azucarados. En muchos casos sin contenido de fruta natural y con todo tipo de colorantes, saborizantes químicos y preservantes. Nada siquiera cercano a lo que solíamos tomar.

El pan ancestral, hecho con cereales integrales y levadura madre, se ha cambiado por pan blanco de harinas refinadas, desnaturalizadas y con preservativos para que dure mucho tiempo sin estropearse. ¿Han comparado alguna vez cuánto tiempo permanece sin dañarse un pan industrial contra un pan integral sin preservantes? Un pan integral con levadura madre se descompone en tres días mientras que el pan blanco industrial puede durar meses; tiene tan poca vida y nutrientes y a la vez tantos preservantes químicos, que no tiene cómo descomponerse.

Las maravillosas sopas caseras, preparadas con verduras y otros ingredientes frescos, se sustituyen por sopas de caja, con muy reducido poder nutricional, sin fibra, llenas de saborizantes artificiales, colorantes y preservantes para alargar su vida. Muchos recordamos el poder sanador de una buena sopa hecha en casa por la abuela o por nuestra madre, cuyo ingrediente secreto y principal era el amor.

El agua, nuestro alimento primordial, el que nos proporciona la vida, cede terreno a las bebidas gaseosas que nos acidifican el cuerpo y nos generan adicción. En muchas familias hoy en lugar de agua solo se consumen bebidas procesadas y azucaradas. Nuestros cuerpos, que son aproximadamente 70% agua, no están preparados para recibir esa cantidad de azúcar y químicos, están diseñados para beber agua. Una lata de gaseosa de 330 ml contiene cerca de 39 gramos de azúcar, lo que equivale a diez terrones de azúcar.

Las bebidas lácteas procesadas, al igual que todo tipo de quesos y nuevos derivados lácteos procesados y azucarados, están cada vez más presentes en la dieta de los países occidentales. Hoy en día tomar un yogur puede ser equivalente en cantidad de azúcar a tomar un helado mediano.

Tomamos leche bajo muy diversas formas, todas pasterizadas, homogenizadas y procesadas, en gran parte con aditivos químicos y azúcar. Muy diferente a lo que se bebía de forma tradicional, leche de una vaca que pastaba en libertad y que se tomaba recién ordeñada, sin más.

Las carnes de diversos animales se han tomado la dieta occidental y están poco a poco invadiendo el resto del mundo, aun en países donde no ha sido habitual comer carne (ver Gráfico 4). El abaratamiento, a través de crianza de animales en "fábricas" donde se alimentan de concentrados baratos derivados de productos como la soja y el maíz, que a su vez son subsidiados en muchos países, ha hecho que el consumo de carne,

Gráfico 4. Demanda mundial de carne
1974, 1997 y 2020

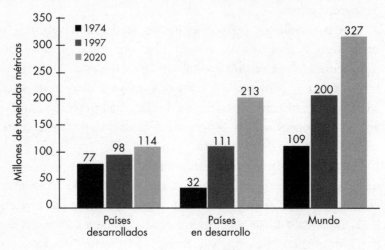

Fuente: IFPRI IMPACT projections, junio 2001
y FAOSTAT (www.fao.org) para datos de 1974.

que se reservaba para ocasiones especiales, hoy sea de consumo diario y en muchos casos sea el alimento principal.

Tan solo en Estados Unidos se matan diez mil millones de animales cada año para consumo humano y se calcula alrededor de cincuenta y ocho mil millones en el planeta entero. Es decir que se sacrifican cerca de 159 millones de animales al día para consumo humano.

Los cereales integrales, como los proporcionaba la naturaleza, se han industrializado para darles una vida útil más larga mediante procesos de refinación y blanqueo, eliminando nutrientes esenciales que se encuentran en su cobertura y dejando para el consumo un producto incompleto y carente de minerales, oligoelementos (sustancias que el cuerpo tiene en muy pequeñas cantidades pero que son fundamentales, como el manganeso, cobre, selenio) y vitaminas básicas, así como falto de fibra (ver Gráfico 5). Estos procesos de refinación hacen que el grano que comemos se convierta de manera inmediata, por su escasa cantidad de fibra, en glucosa, sobrecargando al páncreas permanentemente.

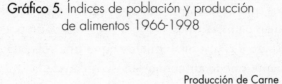

Gráfico 5. Índices de población y producción
de alimentos 1966-1998

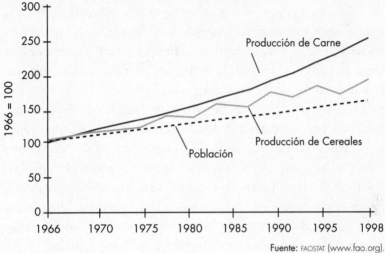

Fuente: FAOSTAT (www.fao.org).

No es de extrañar entonces el brutal crecimiento de la diabetes en el mundo.

Las frutas y las verduras que antes se cultivaban de manera natural y en las estaciones o ciclos correspondientes se cultivan ahora en "fábricas-invernaderos" durante todo el año, en muchos casos mediante manipulaciones genéticas y el uso intensivo de pesticidas y químicos que luego terminan en nuestros organismos, los cuales aparte del deterioro de nuestra salud, también hacen un daño inconmensurable al planeta contaminando sus ríos y mares de metales pesados y otras sustancias tóxicas.

Las bebidas alcohólicas son de uso extensivo y nuestros niños adoptan a muy temprana edad las costumbres sociales ingiriendo licor y otras sustancias como las llamadas bebidas energizantes, que son un nuevo veneno pues, además de las dañinas consecuencias de tomar la cantidad de azúcar y cafeína que contienen, incrementan el ritmo del corazón y por lo tanto el riesgo de problemas cardíacos. De acuerdo con información de la Universidad John Hopkins, en un estudio con 496 estudiantes de dicha universidad, el 51% consumían al menos una bebida "energizante" al día, y entre ellos el 19% reportaron palpitaciones. Otro estudio realizado por el Hospital Adelaide de Australia concluye que una sola lata de bebida energizante puede aumentar la viscosidad de la sangre a niveles de riesgo por taponamiento; además, cuando estas bebidas se mezclan con alcohol, la suma de los efectos estimulantes con los efectos depresivos del alcohol puede originar mayores problemas cardiacos y existen casos registrados de muerte instantánea, como en Suecia donde el gobierno lanzó una campaña de alerta tras la muerte de tres personas al mezclar la bebida con alcohol. No obstante la conocida información sobre los efectos secundarios de estas bebidas, en la mayoría de los países –con excepción de algunos como Noruega, Dinamarca o Uruguay, donde está prohibida su venta– son socialmente aceptadas, se compran en cualquier esquina y abundan en las discotecas y bares.

La OMS en su reporte sobre el estado global del alcohol y la salud (2011) dice: "El dañino uso del alcohol es un problema mundial del cual resultan millones de muertes, incluyendo cientos de miles de jóvenes cuyas vidas se pierden. No es solo un factor causante de muchas enfermedades, sino que es también el precursor de violencia y lesiones. Más aún, su negativo impacto se puede propagar dentro de las comunidades o países, aún fuera de sus fronteras".

La expansión de las empresas multinacionales de comidas rápidas se ha convertido en otro de los factores de aumento de la ingesta de carnes, harinas refinadas, azúcar, bebidas gaseosas y fritos en la población mundial. La obesidad y sus consecuentes enfermedades van de la mano con el crecimiento de este consumo. La rápida difusión de las pésimas costumbres alimenticias que pregonan estas empresas contribuye de manera acelerada a que las enfermedades derivadas de esta precaria alimentación se conviertan en una pandemia.

El momento de la comida que siempre fue un espacio de tranquilidad para compartir en familia, hoy ya en la práctica no existe. Pocas familias se encuentran ahora en la mesa y de esas pocas que lo hacen, muchas comen con la televisión encendida o pendientes de sus teléfonos móviles, juegos y artefactos electrónicos.

Para la inmensa mayoría de los seres humanos la comida ha perdido su sentido como motor de la vida y se ha convertido en un acto rutinario e inconsciente. Le damos poco valor al alimento que nos construye. Los intercambios celulares de nuestros cuerpos parten todos de la alimentación y sin embargo nos importa poco o nada lo que metemos dentro de nuestro sistema digestivo, ese alimento que luego va a formar nuestras células y todos los procesos biológicos de nuestro extraordinario cuerpo.

Los seres humanos hemos pasado, en pocos años de historia, de un momento para comer a comer en todo momento. Se come en todas partes, en el automóvil, en la habitación, en el trabajo, en el gimnasio, en el cine, en los supermercados, en las tiendas y ¡hasta en las bibliotecas!

Hemos perdido el contacto íntimo con la comida, se come inconscientemente, sin saber por qué, sin agradecer por la comida, sin masticar, sin siquiera disfrutarla. Hoy podemos decir sin duda que *no se come para vivir, se vive para comer.*

Nuestros antepasados atesoraban cada momento de una comida porque era un privilegio. Hoy tenemos tanta comida disponible que hemos perdido la noción de su importancia y esa conciencia. Hemos pasado de la función de alimentarnos para vivir a embarcarnos en el comer por comer, sin la función, quedando solo el placer. El acto de comer ha dejado de ser una necesidad vital para convertirse en una búsqueda de placer inmediato: colores, texturas, olores, texturas y sabores, este parece ser el objetivo de la comida actual, sin que la razón misma de la alimentación importe, sin tener en cuenta su función vital para nuestros cuerpos.

El ejemplo de los chicles es muy diciente. Se los come por su sabor, pero no tienen ninguna función en nuestro cuerpo.

Con este nuevo estilo de vida, orientado al comer irracional, cavamos de forma prematura con nuestra boca nuestra propia tumba.

¿Qué hemos cambiado en la era industrial?

Las principales desviaciones que hemos sufrido en nuestra dieta con respecto a la alimentación ancestral se podrían resumir como sigue:

1. Dramática reducción en la cantidad de fibra, que provoca daños importantes en la ecología de nuestro sistema digestivo.
2. Aumento asombroso en la carga de glicemia (por la ingesta de azúcar) en los alimentos que producen oleadas de insulina y movimientos súbitos en los niveles de azúcar en sangre.
3. Cambios en la composición de los ácidos grasos (ahora ingerimos mucho más omega 6 que omega 3) y en la integridad de las membranas celulares.
4. Gran caída en la ingesta de micronutrientes (vitaminas y minerales) que desempeñan múltiples y vitales funciones en el cuerpo, como el sistema inmune, por ejemplo.
5. Incremento desmesurado en la dieta de proteínas de origen animal.

Las consecuencias de este deterioro en el comportamiento y en las costumbres de alimentación se ven con claridad en las estadísticas de enfermedad y muerte presentadas en el Cuadro 1. La industrialización es la causa primordial del asombroso crecimiento de las enfermedades degenerativas y de las muertes asociadas a dichas enfermedades. Fallas cardiacas, trombos, cáncer, Alzheimer, diabetes, lupus y una la larga lista de enfermedades degenerativas y autoinmunes tienen sus raíces en la desnaturalización de los alimentos.

Veamos algunos de los cambios que ha generado ese proceso de industrialización, que se detallarán en otro capítulo, en la comida que consumimos y sus consecuencias para la salud.

Aditivos y saborizantes químicos. Consumimos elevadas dosis de químicos y sustancias, que no existían en la dieta, con graves efectos para la salud. Basta con revisar las etiquetas de cualquier producto procesado para comprobar que la mayoría de sus ingredientes son irreconocibles, todos fruto de la industria química que nada tienen que ver con la naturaleza de los alimentos.

Homogenización y pasteurización. El procesamiento de los alimentos a altas temperaturas destruye enzimas y fito-nutrientes. Los procesos de homogenización y pasterización (elevación de la temperatura y enfriamiento súbito) destruyen tanto las bacterias dañinas como las buenas, y elementos naturales nutricionales muy valiosos.

De estos dos, el proceso de homogenización que se utiliza sobre todo con la leche es especialmente maligno para nuestra salud. La leche es un medio natural perfecto mediante el cual el mamífero recién nacido recibe lactoferrinas (proteínas) e inmunoglobinas (anticuerpos). La naturaleza asegura con la leche la producción de muchas más proteínas de las que puedan ser necesarias para el crecimiento de este recién nacido. El sistema digestivo se encarga entonces de procesar estas proteínas y asimilar las que son necesarias.

El proceso de homogenizar la leche se lleva a cabo mediante la aplicación de filtros y presiones de hasta 2.800 kg/m^2, con lo cual se rompen los glóbulos de grasa de la leche (liposomas) y se hacen hasta diez veces más pequeños que su tamaño natural (micronización). Estos glóbulos entonces se dispersan de manera más uniforme en la leche líquida. Los nuevos glóbulos incorporan ahora una porción de caseína (proteína de la leche) y de proteína del suero mayor que los originales.[13]

La leche, que es un sistema de entrega de hormonas, con la homogenización puede traspasar los procesos digestivos e incorporarse a la sangre sin que sus proteínas hayan sido digeridas y descompuestas en sus respectivos aminoácidos, que son los que el cuerpo puede utilizar. Al pasar de manera directa, sin digerirse adecuadamente, la sangre recibe las hormonas de la

---

[13] http://www.foodsci.uoguelph.ca/dairyedu/homogenization.html

leche y también las que se han inyectado durante la crianza de las vacas. Durante la homogenización también se rompe la enzima oxidasa xantina, la cual en su nuevo estado más pequeño puede entrar a la sangre haciendo que el cuerpo reaccione produciendo una capa de colesterol. Por supuesto, la ingesta diaria de leche trae como resultado serios problemas para las arterias.

Al recibir estas proteínas sin digerir en la sangre, nuestro cuerpo reacciona produciendo histaminas (moduladoras de las respuestas inmunes del cuerpo) y mucosidades, por lo que no es extraña la cantidad de reacciones alérgicas que produce la leche y la continua aparición de virus en esas mucosidades. Por fortuna, cada vez más personas tienen información acerca de cómo la leche y sus derivados son caldo de cultivo para el crecimiento de virus de todo tipo. Se ha comprobado en miles de casos que si un niño afectado por continuas gripas o alergias elimina los lácteos, sus problemas se atenúan o desaparecen. Se puede hacer la prueba eliminando de la dieta de un niño con ese cuadro los productos lácteos por unas semanas y revisar los resultados.

Dado que las proteínas de la leche se parecen bastante a las de los humanos, estas podrían ser el origen de enfermedades autoinmunes como diabetes y arterioesclerosis. En el capítulo 4 abordaremos la información relativa a la incidencia de la leche en el cáncer y en otras enfermedades degenerativas.

Azúcar y edulcorantes. El departamento de agricultura de los Estados Unidos estima que el ciudadano medio consume ¡al día! un promedio de treinta cucharaditas de azúcar.[14]

El consumo industrial de azúcares y edulcorantes artificiales crece de manera exponencial en casi todos los países, un ejemplo de ellos es México, ilustrado en el Gráfico 6.

El azúcar refinado y los edulcorantes modernos son, quizá, lo que más daño está haciendo a la salud de las personas.

---

[14] Dietary assessment of major trends in U.S. food consumption. 1970-2005.

Gráfico 6. Consumo industrial de
edulcorantes en México (1990-2010)

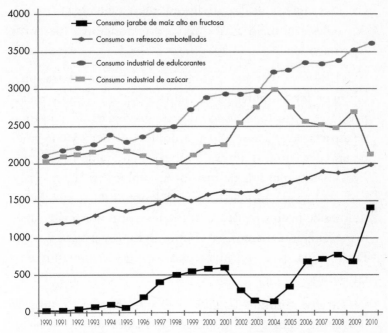

Fuente: Análisis del mercado de edulcorantes en México (septiembre de 2011).
Dr. Luis Ramiro García, Universidad Autónoma de Chapingo.

La sobrecarga que el azúcar produce en nuestro sistema digestivo, el aumento brutal de calorías derivadas de la toma masiva de azúcar que está llevando a cotas insospechadas tanto en el número de pre-diabéticos y diabéticos como en las tasas de obesidad en el mundo, son factores que es probable ningún otro "alimento" de hoy genere.

Aunque se verán más adelante en detalle los daños nefastos que el azúcar produce en nuestro cuerpo, es imprescindible restringir su consumo o mejor aún, eliminarlo de la dieta.

Bebidas gaseosas. Esta clase de bebidas contienen, entre otros, los siguientes elementos nocivos para la salud:

Jarabe de maíz alto en fructosa. Se lo utiliza en lugar o como complemento del azúcar. Está asociado con el aumento significativo del riesgo (hasta 300%) de contraer obesidad;

aumento del riesgo de desarrollar diabetes Tipo 2; hipertensión; niveles elevados de lipoproteínas de baja densidad o LDL (del inglés low-density lipoprotein), es decir, el conocido "colesterol malo"; daño renal, y exposición a mercurio, un tóxico letal.

Aspartame. Es una potente bomba neurotóxica pues contiene fenil-anilina (50%), ácido aspártico (40%) y metanol (10%), tres bien conocidos neurotóxicos. El consumo de aspartame está asociado a múltiples dolencias y enfermedades tales como dolores de cabeza, pérdida de cabello, visión borrosa, pérdida de memoria, cambios en la personalidad, ataques de ansiedad, edemas, lesiones de la piel, fatiga, dolores de pecho, náusea, desórdenes gastrointestinales, apetito exagerado, mareos, insomnio, arritmia cardiaca y otros. Por fortuna, estos síntomas cesan cuando se interrumpe su consumo.

Cafeína. Estimula las glándulas supra-renales sin proveer nutrición alguna. En grandes cantidades puede llevar al agotamiento de las glándulas y con ello a la disminución o pérdida de la producción de hormonas de gran trascendencia, especialmente en los niños.

Ácido fosfórico. Se asocia a la pérdida de calcio en el cuerpo con riesgo de producir osteoporosis, raquitismo y trastornos del crecimiento, entre otros.

Ácido cítrico. Por lo general contiene trazas de glutamato monosódico, otro potente neurotóxico.

Saborizantes artificiales. Muchos contienen también trazas de glutamato monosódico, identificado como E621, potenciador de sabor que aumenta el apetito y que está relacionado con la obesidad y problemas neuronales.

Además, el agua utilizada como base para estas bebidas puede contener grandes cantidades de flúor y otros contaminantes tóxicos para la salud. El flúor, al contrario de lo que mucha gente cree, es tan tóxico para la salud que la agencia reguladora para la agricultura y los medicamentos en Estados Unidos ha obligado a poner en las cajas de las cremas dentales que llevan flúor una advertencia de toxicidad.

En realidad, las gaseosas, tan difundidas y aceptadas en el mundo occidental, son uno de los mayores venenos de la industrialización actual.

Es muy preocupante ver cómo familias enteras consumen estas bebidas, incluso para desayunar, sin saber el daño que estas hacen. En muchos casos se les da de beber a los niños desde muy pequeños.

Refinación y blanqueo industrial. El refinamiento, blanqueo y pulido de los granos y cereales les ha quitado su valor nutricional, convirtiéndolos de carbohidratos complejos de lenta digestión a carbohidratos simples de rápida absorción que sobrecargan la producción de insulina en el cuerpo generando en la mayoría de los casos problemas de diabetes y obesidad.

Pesticidas químicos. Los pesticidas de síntesis en la agricultura que se vierten a través de las aguas a ríos y mares, contaminándolos con mercurio y metales pesados, son sustancias que luego consumimos a través de la cadena alimenticia sin siquiera notarlo cuando consumimos pescados. En particular, peces grandes como el atún o el tiburón son los más contaminados de mercurio ya que lo absorben al consumir otros peces y a través de su piel.

La agencia de protección medioambiental de Estados Unidos (EPA) indica que consumir grandes cantidades de mercurio a través del atún puede tener consecuencias dañinas en el sistema nervioso. El envenenamiento por mercurio puede llevar a deteriorar nuestras habilidades de visión, habla y oído. Asimismo se puede producir daño neurológico, puede también ocasionar debilidad muscular e incapacidad para caminar, así como la pérdida de coordinación motora. Altos consumos de mercurio están relacionados también con el aumento en las tasas de cáncer, según estudios hechos por la EPA en roedores alimentados con atún que han generado tumores en el hígado.

En la práctica médica de hoy se conocen muchos casos de humanos que han consumido elevadas cantidades de atún y otros peces contaminados, que han desarrollado cáncer en diversas partes del sistema digestivo.

Una de las manifestaciones iniciales de toxicidad por metales pesados es el cansancio generalizado y la falta de actividad. De presentar estos síntomas bien valdría la pena solicitar un chequeo de metales pesados en el torrente sanguíneo o a través de muestras de cabello.

Modificación genética. La manipulación genética de las semillas y la implantación de los monocultivos por parte de las multinacionales han acabado con la biodiversidad y nos han dejado a los seres humanos y a los animales de crianza condenados a llevar dietas restringidas en nutrientes de unas pocas fuentes, en su mayoría trigo, maíz y soja. Por supuesto no es de extrañar que, en casi todo el mundo, se detecten deficiencias nutricionales importantes.

Pero la industria química ha ido más allá de la creación de pesticidas sintéticos. Para asegurarse de que sus clientes tengan que comprar sus químicos se han inventado las semillas transgénicas. Estas semillas, conocidas por sus siglas en inglés como "GMO" (Genetically Modified Organism), organismos genéticamente modificados, han sido desarrolladas para que los insectos y otros animales que coman de estas semillas mueran. Pero el poder de estas grandes multinacionales ha permitido que sus semillas transgénicas se cultiven y se consuman en muchos países del mundo, en algunos con predominio total sobre los cultivos tradicionales, y que inclusive muchos gobiernos miren con escepticismo los estudios que hay sobre el peligro para la salud que estas semillas transgénicas y sus pesticidas conllevan.

El científico francés Gilles-Eric Seralini, experto en biología molecular y profesor de la universidad de Caen, publicó en 2012 los resultados de estudios que mantuvo en secreto durante cinco años en los cuales demuestra cómo ratas alimentadas con el maíz NK603 de Monsanto desarrollaron tumores malignos, hígados y riñones gravemente dañados, y tenían una elevada tasa de mortalidad. Concluye el Dr. Seralini que los transgénicos quizá no maten al instante pero envenenan y producen desde alergias hasta problemas hepáticos, esterilidad, cáncer de mama y otros trastornos de la salud. A todo esto se suma el grave deterioro ecológico que estos químicos producen sobre la tierra.

El impacto del uso de semillas transgénicas no termina con las consecuencias para la salud humana; el obligado uso de pesticidas para su cultivo termina siendo uno de los problemas mayores de nuestro planeta al descargar toda su maligna carga química en la tierra y en las aguas del planeta.

Fábricas de carne para consumo humano. La crianza extensiva de animales enjaulados y estabulados, que son alimentados con piensos de cereales transgénicos, contrarios a su naturaleza, y a los que se les satura de antibióticos y hormonas para su crecimiento acelerado, hace que químicos y hormonas terminen en nuestro cuerpo luego de la ingestión de sus carnes.

¿Y de dónde provienen los animales que ingerimos? La mayoría de los pollos, por ejemplo, son criados en granjas-fábricas donde no se pueden mover, los mantienen 24 horas con una luz encendida, se los inyecta desde su nacimiento con antibióticos y hormonas, y se los engorda a tal punto que sus patas, en muchos casos, no consiguen soportar su propio peso.

Productos lácteos. Es brutal el crecimiento del consumo de lácteos en todas sus formas, por lo regular procesados y adicionados con azúcar, colorantes y otros preservativos. El ser humano es el único mamífero que bebe leche después del destete y, por si fuera poco, bebe leche de una especie diferente a la suya.

Existe, como se verá en el capítulo 5, rigurosa información científica que demuestra los graves efectos que tiene para la salud el consumo de estos productos.

Baja ingesta de verduras y frutas. A medida que han crecido los alimentos procesados y que son estos los que la industria pone a nuestra disposición, el consumo de frutas, vegetales y legumbres frescas se ha ido relegando a un último plano. Nuestro alimento principal durante milenios, que debería ser nuestro mayor aportante de nutrientes, hoy se ha convertido en un adorno en los platos o en las hamburguesas.

En un estudio de la Organización Mundial de la Salud, realizado en 2008, se ha concluido que más del 75% de 196.300 adultos analizados en 52 países consumen menos del mínimo recomendado de vegetales y frutas.

En el mismo estudio se asocia la muerte de más de tres millones de personas y más de 26 millones de años de tiempo laboral perdidos al contar las discapacidades ocasionadas por el pobre consumo de estos alimentos esenciales en el mundo.

Según datos de la misma organización, en el año 2000, el 31% de los casos de enfermedades del corazón, el 19% de los infartos, el 19% de los cánceres gástricos y el 12% de los casos de cáncer de pulmón se podrían haber prevenido al seguir la recomendación de un mínimo de cinco porciones de verduras y frutas al día.[15]

Calorías de baja calidad. La abundancia de calorías baratas y sin valor nutricional provenientes del azúcar y las grasas que el cuerpo no puede manejar produciendo obesidad, diabetes y degeneración del sistema circulatorio, entre otras muchas enfermedades, son factores introducidos por la industrialización en la dieta de los seres humanos que nos han llevado a alimentarnos verdaderamente mal.

Industrialización y ciencia: el "nutricionismo"

La industria de los alimentos ha encontrado en esta nueva teoría, llamada "nutricionismo", el soporte perfecto para hacernos creer que solo mediante aquella podremos saber lo que debemos comer.

[15] *American Journal of Preventive Medicine*, vol. 36, Issue 5 , pp. 402-409.e5, mayo 2009, http://www.ajpm-online.net/article/S0749-3797(09)00097-X/abstract

A partir de la identificación hecha por el científico y teólogo inglés William Prout, en 1827, de los principales componentes de la alimentación –proteínas, grasas y carbohidratos, llamados entonces macronutrientes–, una larga cadena de descubrimientos científicos ha terminado por descomponer la comida en una gran cantidad de elementos o nutrientes y nos ha hecho creer que sus propiedades individuales son lo que en realidad importa en cuanto a la alimentación. Es claro que los alimentos son el resultado de una sumatoria de elementos que conforman un alimento completo; es estupendo que la ciencia investigue y nos ayude a conocerlos, pero no se puede juzgar si un alimento es bueno o malo considerando por separado uno solo de sus ingredientes. En su estado integral los alimentos son una interacción de miles de partes que contribuyen de una forma o de otra a moldear nuestra salud.

Hoy se habla de vitaminas, antioxidantes, energizantes, minerales, enzimas, fitonutrientes y muchos términos extraños con los cuales se aparta del consumidor y se restringe a unos pocos conocedores la información nutricional.

Podría decirse que estamos en manos de lo que la industria procesadora nos ofrece a través de la publicidad y de su nefasta influencia en los gobiernos, así como en el mismo entorno médico. Ellos determinan nuestra dieta alimenticia, llenan los supermercados con sus productos y los ponen a nuestro alcance hasta en las gasolineras.

Con esta perspectiva, con la desagregación de los nutrientes se ha hecho posible que a cualquier "alimento" se le encuentre algún beneficio; casi a diario se difunden las bondades recién descubiertas de un alimento que en consecuencia se pone de moda, sin importar el resto de sus componentes, sean buenos o malos.

Se afirma, por ejemplo, que la vitamina C es maravillosa, y lo es, y a partir de esta verdad el nutricionismo se acomoda y entonces busca que un jugo azucarado y lleno de saborizantes químicos que contenga alguna dosis de vitamina C, agregada artificialmente, se pueda anunciar como "bueno para tu salud", a pesar de ofrecer un muy bajo aporte nutricional y contener ingredientes que pueden ser nocivos.

Cuando se anuncia una bebida gaseosa con sabor a cereza y aparece en su publicidad que es una bebida antioxidante se está transmitiendo al consumidor una información inexacta y tendenciosa. Por supuesto, una cereza en estado íntegro es antioxidante, pero lo que queda de la cereza original en esa bebida gaseosa ya no tiene las mismas propiedades que la fruta en estado natural Es más, las bebidas gaseosas tienen una gran cantidad de ingredientes que actúan en sentido contrario deteriorando nuestra salud. Por desgracia la mayor parte de la población lo desconoce o no tiene argumentos para filtrar esta publicidad. Pretendo en este libro aportar argumentos que ayuden al lector a tomar sus propias decisiones nutricionales.

Los supermercados están llenos de tales anuncios; en toda clase de productos se exhiben supuestos beneficios para nuestra salud pero nunca destacarán la información sobre todo lo que la deteriora y que está presente en la gran mayoría de productos procesados. Nos engañan apropiándose de supuestos beneficios que enmascaran la realidad de los productos.

Un alimento separado en sus componentes no es igual que un alimento integral. La suma de las partes, en este caso, no es igual. Empezando por que no conocemos todos los componentes en un alimento ni tampoco sus interacciones energéticas.

Aparte de los ya conocidos micro y macronutrientes –proteínas, grasas, carbohidratos, vitaminas y minerales– se han descubierto en fechas recientes una gran cantidad de fitonutrientes o fitoquímicos presentes *exclusivamente en las plantas*, inexistentes, por supuesto, en los productos procesados. Aunque el conocimiento científico sobre este asunto es aún limitado, se calcula que una naranja puede tener alrededor de 170 fitonutrientes diferentes.

Se ha demostrado que los fitonutrientes son necesarios para sostener la vida de las plantas –su papel, como parte de su sistema inmune, es protegerlas de insectos, rayos ultravioletas, calor excesivo, sequía y contaminantes del aire y del suelo– y en los humanos son de alta importancia para mantener la salud, ya que contienen compuestos con propiedades imprescindibles para la prevención de enfermedades, tales como el cáncer, la diabetes, enfermedades del corazón e hipertensión. Los fitonutrientes están siendo asociados en cada vez mayor cantidad de procesos como la prevención del daño celular, la replicación de las células cancerígenas y la disminución de los niveles de colesterol, entre otras.

Uno de los grupos de fitonutrientes más importantes son los fitoesteroles o fitohormonas. Estos son esteroles de las plantas que hacen posible la creación de los esteroles humanos, esenciales puesto que modulan el sistema endocrino, encargado de secretar hormonas y regular muchas funciones vitales del organismo, como el estado de ánimo, el metabolismo, el crecimiento y la función de los tejidos.

Entre los esteroles más importantes se encuentra el DHEA (dehidroepiandrosterona), una hormona producida por las glándulas suprarrenales. Es tan importante que es llamada la hormona "madre", pues tiene la habilidad de convertirse en otras hormonas vitales como el estrógeno, la testosterona, la progesterona y la corticosterona, según sea requerido. Así, el DHEA es precursor de todas las otras hormonas y metabolitos. Los precursores son sustancias que el cuerpo utiliza para producir otras sustancias.

Investigaciones científicas diversas revelan que, con cantidades suficientes de DHEA en el cuerpo, se puede ralentizar el proceso de envejecimiento, al igual que prevenir, mejorar e incluso revertir condiciones como el cáncer, fallas cardiacas, pérdida de la memoria, obesidad y osteoporosis.

El DHEA es también el precursor de las llamadas hormonas del estrés, como el cortisol y la adrenalina. Cuando nuestro cuerpo produce cortisol y adrenalina, se disminuyen los niveles de DHEA. Con el alto grado de estrés que la mayoría de las personas soporta en la vida actual no es de extrañar que se mantengan deficientes cantidades de DHEA y se generen las enfermedades que ya se han mencionado.

Si *solamente en las plantas* se encuentran los fitonutrientes necesarios para incrementar los niveles de DHEA, entonces el consumo de alimentos de origen vegetal es imprescindible.

En lo relativo a las plantas, aún nos queda mucho camino para conocer y entender sus componentes así como sus interacciones, sabemos, eso sí, que son parte vital de la alimentación humana y que solo se encuentran en estado completo en el alimento entero. La perspectiva del nutricionismo, al separar y aislar sus componentes, es contraria a la holística de la naturaleza y se puede comparar también de alguna forma con la medicina alopática actual. Los médicos han sido obligados por las circunstancias de su profesión a convertirse en especialistas que, en numerosas ocasiones, pierden de vista que el cuerpo humano funciona como un todo, que no existe separación entre sus partes y que, en muchos casos, una dolencia en una región del cuerpo es causada por otra no necesariamente cercana o por interacciones de orden físico o energético.

No se trata de invalidar la ciencia, que nos aporta conocimientos valiosos, sino de reenfocar la manera de interpretarlos y de aprovecharlos. Allí es donde radica el problema. Como ejemplo veamos el caso de las grasas.

Durante los últimos treinta años, el nutricionismo nos ha dicho que las grasas son el demonio, ese componente de la comida que nos produce ataques al corazón y que a toda costa debemos evitar. Esta campaña ha sido promovida por la industria, los gobiernos, algunos científicos y nutricionistas y como tal ha sido el eje de un cambio drástico en las costumbres alimenticias.

La grasa se ha convertido en la mala de la película y ha sido atacada con productos "bajos en grasa" en casi todas las categorías de alimentos posibles.

El nutricionismo nos trajo la moda del "bajo en grasa" y "libre de grasa" pero el balance de estos treinta años indica que la salud de la población no ha mejorado y que, como se demuestra en el capítulo 1, las enfermedades del corazón y la obesidad, atribuidas a la grasa, siguen su carrera creciente. Hoy existe amplia evidencia científica sobre la incidencia prácticamente nula del consumo de alimentos "bajos en grasa" en la salud.[16]

Como resultado de esta avalancha de productos "sin grasa" hemos comprado la idea de que si el producto no tiene grasa se puede comer sin peligro. Así, en lugar de comer una galleta normal, ahora es posible comerse un paquete entero de galletas ¡pues no tienen grasa! Nos han hecho creer que si no tiene grasa ya no tendremos problemas de salud, ni engordaremos. Pero el componente escondido en muchos de estos productos bajos en grasa es el azúcar. Ahora consumimos dosis de azúcar insostenibles para el cuerpo humano. El resultado es claro: se come más cantidad y se toma muchísimo más azúcar. Por supuesto, la obesidad y las enfermedades degenerativas seguirán creciendo.

Vamos más allá. Para sustituir el demonio de la grasa la industria se inventó los ácidos grasos trans, también llamadas *grasas trans,* y nos vendieron la idea de que sustituir la tradicional mantequilla –que contiene grasas saturadas–, por la margarina elaborada con las nuevas grasas trans, es mucho mejor para nuestra salud. Pues resulta que el impacto negativo de las grasas trans en la salud es el doble de nocivo que el de las saturadas.

Los ácidos grasos trans no solo aumentan la concentración del llamado colesterol malo, lipoproteínas de baja densidad (LDL por su nombre en inglés), al igual que lo hacen las grasas saturadas de siempre, sino que disminuyen las lipoproteínas de alta densidad (HDL por su nombre en inglés), responsables de transportar lo que se llama "colesterol bueno", provocando así un mayor deterioro de la salud y un mayor riesgo de enfermedades del corazón. De manera que, cuando uno reemplaza las grasas saturadas por trans tiene un doble efecto negativo en la salud.

---

[16] Ver, por ejemplo, el artículo "Types of dietary fat and risk of coronary heart disease" de Frank B. Hu, publicado en Journal of the American college of nutrition. Vol. 20, 1, pp. 5-10.

Los ácidos grasos *trans* se forman mediante una práctica llevada a cabo por la industria de los aceites vegetales conocida como hidrogenación, proceso químico que transforma los aceites vegetales en grasas sólidas al añadir hidrógeno a altas presiones y temperaturas con el fin de poderlos utilizar en diferentes alimentos de tipo sólido. Un ejemplo de ello es la hidrogenación del aceite vegetal líquido para la fabricación de margarina. Este proceso, además del cambio físico, también extiende su vida útil, le da textura y mejora la estabilidad, razones por las cuales se ha extendido su uso en esta industria.

Estos ácidos grasos trans pueden ser, como se ha mencionado, causas de riesgo para el corazón y están asociados con una mayor incidencia en el desarrollo de algunos tipos de cáncer. Estudios recientes han demostrado que las concentraciones más altas de estos ácidos pueden incrementar el riesgo de diabetes de Tipo 2.

Las grasas hidrogenadas se utilizan en toda clase de comidas rápidas, productos comerciales de pastelería, alimentos procesados y fritos. La evidencia sobre su dañina incidencia en la salud es tan grande que el estado de California, en los Estados Unidos, ya prohibió la venta de ácidos grasos trans en los restaurantes, y muchos otros estados y países han limitado su uso y obligado a que se los identifique en las etiquetas. Prenda las alarmas cuando lea que algo contiene grasas hidrogenadas o aceite vegetal parcialmente hidrogenado, porque eso significa que ese producto contiene grasas trans. En la medida de lo posible, hay que sacar de nuestra vida a los ácidos trans.

Por supuesto, ninguno de los responsables de demonizar a las grasas para introducir en el mercado un invento pernicioso producido por la industria alimenticia ha salido abiertamente a decir: "Estábamos equivocados, la grasa saturada no es tan perjudicial". Y mucho menos: "Eso que promovimos por años como una alternativa saludable es muy dañino para la salud". Las abuelas tenían la razón: es mejor utilizar la mantequilla común que la inducida margarina.

Reemplazar las grasas saturadas y las trans por grasas monoinsaturadas y poli-insaturadas es más efectivo en la prevención de las enfermedades del corazón que eliminar por completo el consumo de grasas, como se verá más adelante. Por ahora es importante saber que el cuerpo necesita las grasas buenas y que no todas las grasas son iguales, ni hacen daño.

Hoy también se sabe que la vesícula biliar necesita grasa para que la bilis –sustancia fundamental en los procesos de digestión como emulsionadora de los ácidos grasos– se mueva de forma correcta, y las dietas bajas en grasa ocasionan, en muchos casos, enfermedades en la vesícula. Asimismo, el cerebro humano está compuesto por cerca de un sesenta por ciento de grasas buenas y necesita para funcionar correctamente que se le aporten ese tipo de grasas a través de la dieta.

Habría que repetirle a la "ciencia nutricional" que de la reunión de un ser humano –cada uno tan complejo y particular– con un alimento asimismo complejo, no se pueden esperar resultados iguales para todos. Algunos pueden comer en grandes cantidades sin engordar un gramo, otros metabolizan muy bien el azúcar, hay quienes no toleran la lactosa de la leche, o producen altos niveles de colesterol, etcétera, todo depende de la estructura genética de cada quien y de su estilo de vida, de acuerdo con eso, los órganos producirán unos resultados. Así como el cuerpo humano es mucho más que una simple máquina que suma nutrientes y provee resultados iguales, la comida no es simplemente una cantidad de nutrientes que funcionan igual en todas las personas.

Esta revolución industrial de la comida y su nefasta incidencia en nuestra existencia nos obliga a pensar en nuevos caminos hacia una vida saludable a través de la alimentación, sin dejar que la publicidad y los intereses de los grupos económicos decidan. Debemos apropiarnos de una nueva manera de pensar sobre cómo nos alimentamos y cómo nos relacionamos con los alimentos, donde lo que prime sea el interés por mejorar nuestra salud. ¿Cómo seguir ofreciéndoles a los hijos litros de bebidas gaseosas a sabiendas de que con cada botella se están "inoculando" diez cucharadas de azúcar, más cafeína y una cantidad de productos químicos dañinos?

Cambiar de hábitos es difícil, sin duda, y más cuando se trata de los hábitos alimenticios que están tan vinculados con el placer que significa comer. Por esta razón se podría pensar que cambiar estas costumbres conlleva perder el placer de comer, pero nada más alejado de la realidad. Comiendo sanamente se puede obtener aún más placer, con el inmenso valor agregado de mantener una buena salud, longevidad y sobre todo una calidad de vida muy superior.

Tenemos cerca de sesenta trillones de células que son reemplazadas de manera continua por células nuevas y pronto todas ellas son reemplazadas por recién nacidas que están compuestas por agua y la comida que consumimos cada día. La sumatoria de esos millones de células constituye nuestro cuerpo físico. Somos el resultado del agua y de los alimentos que en cada comida llevamos a la boca. La salud a nivel celular nace de ello y deriva célula tras célula en el estado de todo el cuerpo.

Cada quien debe decidir: con cada bocado se crea salud o se acelera la enfermedad.

Salud o enfermedad, la evidencia científica

La buena salud no es solo ausencia de enfermedad. Es además tener defensas fuertes y una fuente de energía permanente. Y una buena salud únicamente se consigue con un estilo de vida sano y una dieta adecuada, no con pastillas mágicas, aunque haya quienes pretendan convencernos de lo contrario.

Siempre se oye decir que lo único seguro que hay en la vida es la muerte. He conocido muchas personas que con ello justifican su desinterés por los temas de la salud. Otras asumen que, como de cualquier forma morirán, da igual lo que hagan en la vida; "de algo me tendré que morir" es ya una frase de cajón. Por supuesto no se pretende que con una vida saludable se alcance la inmortalidad. Se trata de disfrutar plenamente el tiempo de vida que tenemos; de vivir lo mejor posible y funcionar por nuestra cuenta durante toda la existencia, de mantener altos niveles de energía hasta el final. La buena salud evitará una ancianidad dependiente y larga, duras y costosas batallas con las enfermedades degenerativas y autoinmunes. Y en consecuencia nuestras familias tampoco tendrán que enfrentar ese padecimiento. También les ahorrará a nuestros países los gastos gigantescos asociados a una seguridad social llena de enfermos.

Tenemos que cambiar la noción generalizada de que la única manera de tratar una enfermedad es tomando medicamentos. La venta de medicamentos en el mundo se ha multiplicado por diez durante los últimos cuarenta años, lo cual nos da la dimensión del problema que enfrentamos.

La palabra *medicina* proviene de un antiguo vocablo hindúiraní que significa acción inteligente para establecer el orden. El sentido común nos dice que el orden (la salud) se recupera corrigiendo las causas que generan la enfermedad en lugar de limitarse a tomar medicinas para atacar los síntomas, o visto de otra manera, escondiendo los síntomas.

Lo dijo Hipócrates: lo primero que un médico debería hacer con un paciente es revisar su dieta, nunca recetar un medicamento antes de intentar primero con la dieta. Solo como ejemplo, según el Dr. Frank Oski cerca del 50% de los estadounidenses presentan algún tipo de reacción alérgica a la leche.[17] Muchos de ellos terminan su vida sin saberlo, y lo increíble es que alrededor del 80% de las personas con problemas de sinusitis o rinitis alérgicas se curan con solo eliminar la leche de su dieta.

No obstante, como ya se dijo, los médicos de hoy no aprenden nutrición, han olvidado completamente las lecciones del padre de la medicina; basta con ir a un hospital para comprobar la pobreza nutricional con la cual se sirve a sus pacientes, en

---

[17] Frank A. Oski, *Don't drink your milk!*, Mollica press Ltd., 1983.

muchos casos con dietas que enferman. Encontramos en los hospitales máquinas de gaseosas y chucherías que jamás deberían estar allí como, dicho sea de paso, tampoco deberían estar en ningún colegio o escuela del mundo.

Mucha gente me pregunta cosas como: ¿qué debo tomar para la artritis?, ¿qué puedo comer para adelgazar?, ¿qué es bueno para la osteoporosis? Casi todas las preguntas buscan una solución mágica, algo que cure o solucione el problema, sin más. Estamos tan acostumbrados a las recomendaciones de la medicina moderna que pensamos que todo tiene solución con alguna píldora mágica.

La verdad es que la salud integral va mucho más allá de tomar medicinas o alimentos que curen dolencias o satisfagan necesidades. Cuando los hábitos cambian y se orientan hacia la prevención el resultado es una salud completa: no solo la ausencia de enfermedad sino una vida plena de energía y salud.

La gran diferencia entre el mundo occidental y el oriental es que, en Oriente, la medicina es en su mayoría preventiva, mientras que para Occidente la medicina es curativa. La milenaria tradición en Oriente ha sido tener salud a través de la prevención y de ellos tenemos mucho que aprender.

Los comportamientos que más muertes prematuras producen en el mundo son:

1. El consumo de tabaco.

2. La dieta inapropiada.

3. La falta de actividad física.

Si hacemos cambios en nuestro estilo de vida podremos prevenir ocho de cada diez muertes por eventos cardiacos, nueve de cada diez casos de diabetes y seis de cada diez casos de cáncer. Hay mucho que ganar y nada que perder al cambiar los comportamientos y la manera de vivir.

Un libro de gran importancia, con amplia base científica, para entender el impacto de la alimentación en la salud es *El estudio de China,*[18] escrito por el Dr. Colin T. Campbell y su hijo. El libro ilustra las conclusiones del mayor estudio nutricional jamás realizado: 20 años de investigación y estadísticas, coordinados entre las muy prestigiosas universidades de Cornell (Estados Unidos), Oxford (Inglaterra) y la Academia China de medicina preventiva. Recomiendo su lectura a quien quiera profundizar en la incidencia de la alimentación en la salud sobre la base de la ciencia actual.

El gran resumen de la mayor experiencia científica de todos los tiempos sobre nutrición es elocuente: la dieta ideal, la que nos garantiza salud y longevidad, es la dieta rural de algunas regiones de China. Al comparar patrones de alimentación de sitios diversos contra los cuadros de enfermedades y bienestar, es claro que en estas regiones la gente tiene uno de los mejores indicadores de salud del planeta. Las enfermedades degenerativas, las que matan a la mayor parte de la población en Occidente, allí son casi inexistentes (ver Cuadro 5).

En el estudio se muestra con detalle cómo el cáncer, las enfermedades del corazón y una larga lista de enfermedades autoinmunes y degenerativas tienen una mínima incidencia en esa población.

¿Cuál es su secreto? Simplificando mucho, que tienen una alimentación basada en plantas, con bajísimo consumo de proteína animal (apenas el 0,8% del consumo diario), sin derivados lácteos de ninguna clase y alejada por completo de la comida procesada. Además, y muy importante también, llevan una vida físicamente activa.

El siguiente cuadro compara algunos de los principales nutrientes consumidos en China y EE. UU. Como se puede ver, la de China es una dieta con alto contenido de fibra, bajísimo consumo de proteínas de origen animal y también un nivel proteico bastante inferior al que se suele tomar en los países de

---

[18] Dr. T. Collin Campbell, PhD, Thomas M. Campbell, *El estudio de China*, Editorial Sirio, 2012.

Cuadro 5. Ingesta dietética de China y Estados Unidos

NUTRIENTE	CHINA	EE.UU.
Calorías (Kcal./día)	2.641	1.989
Grasa total (% de las calorías)	14,5	34 - 38
Fibra dietética (g/día)	3,3	1,2
Proteína total (g/día)	64	91
Proteína animal (% de las calorías)	0,8	10 - 11
Hierro total (mg/día)	34	18

Fuente: *El estudio de China.*

Occidente. El porcentaje de grasas es menos de la mitad. A algunas personas les sorprendería ver los niveles de hierro de la población rural China, que en la práctica no come animales, pues nos han vendido siempre la idea de que es únicamente en los animales donde se encuentra el hierro. No es así. Las plantas, sobre todo en las hojas verdes, de gran consumo en la China tradicional, son una fuente muy alta de hierro. Por otra parte, cuando se mantiene una dieta óptima el cuerpo conserva mejor sus minerales ya que no tiene que malgastarlos en cubrir carencias nutricionales o contrarrestar efectos de comida malsana.

Un factor diferenciador muy importante en la dieta rural China contra la dieta en Occidente es que no beben leche ni consumen derivados lácteos. A este respecto hoy se tiene muy amplia información sobre el daño que estos productos hacen a los seres humanos. Las investigaciones del eminente médico japonés Hiromi Shinya, publicadas en su reciente libro *La enzima prodigiosa*,[19] son claras en concluir que ninguna persona debería tomar productos lácteos.

Otro dato que sorprende es el mayor consumo de calorías en China, no obstante ser un pueblo de gente delgada; por supuesto, el tipo de calorías que consumen y su actividad física son el secreto. Desde el punto de vista nutricional, *no todas las calorías son iguales*. No es lo mismo las calorías de una gaseosa que las de una zanahoria. Las primeras son de casi nula densidad nutricional, mientras que las segundas contienen todo un espectro de elementos nutricionales maravillosos. Tampoco se necesitan el mismo número de calorías para todo el mundo. Por supuesto, una persona que trabaja en el campo requiere muchas más calorías que un ejecutivo en un despacho.

Un factor que ayuda a que quienes consumen principalmente vegetales sean delgados es el proceso llamado termogénesis, el cual se refiere a la producción de calor corporal durante el metabolismo. Se ha observado que los vegetarianos tienen una tasa más alta de metabolismo en reposo, lo cual significa que una parte de sus calorías ingeridas se convierte en calor durante el metabolismo, en lugar de depositarse como grasa en el cuerpo.

En su estudio, el Dr. Campbell y su equipo concluyen: "Los nutrientes de los alimentos basados en animales incrementan el desarrollo de tumores cancerígenos mientras que los alimentos de origen vegetal disminuyen el crecimiento de los tumores". De igual forma concluyen que "la nutrición es mucho más importante para controlar la promoción del cáncer que la dosis misma del cancerígeno que lo inicia".

Lo anterior nos muestra que el tener una dieta basada en su gran mayoría en plantas, no solo ayuda a disminuir los tumores una vez iniciados, sino que de manera muy importante es la

[19]   Dr. Hiromi Shinya, *La enzima prodigiosa*, Aguilar, 2008.

fuente de prevención para que las células cancerígenas no prosperen y sean controladas. Esto es muy importante en los casos en los que existe predisposición genética hacia el cáncer pues nos indica que la manera como los genes se expresan puede controlarse a través de una adecuada alimentación.

Hoy sabemos también que la longevidad está relacionada con comer poco; a mayor cantidad de comida, menores son las posibilidades de tener una vida larga. Es lógico pensar que cada gramo de comida tiene que ser procesado y digerido; los alimentos demandan esfuerzos de todos los órganos, desde las glándulas salivales al estómago, pasando por intestinos, hígado, riñones, pulmones, corazón y otros muchos. Por supuesto, la sobrecarga de trabajo de los órganos por ingestas muy altas de alimento deterioran de forma prematura –como podría ocurrir con cualquier otro mecanismo– sus funciones y por lo tanto su vida útil.

No sorprenden, desde esta óptica, las tasas de enfermedad y muerte prematura generadas por la obesidad rampante en el mundo occidental, donde no solo se come mucho más de lo necesario, sino que se ingiere comida de bajísimo valor nutricional. Valga decir, por ejemplo, que en la dieta de muchos países de Occidente, apenas el 5% de su consumo diario medio corresponde a verduras y frutas. La mayoría del consumo de alimentos en esos países está repartido entre carbohidratos simples procesados y proteínas animales.

El Dr. Campbell, luego de años de estudios científicos punteros, propone una dieta basada en plantas y alimentos integrales como la manera para obtener la mejor salud posible. Si una dieta basada en plantas ha demostrado ser benéfica para prevenir y combatir la mayoría de las enfermedades que nos aquejan hoy, ¿no será posible que los humanos estemos diseñados para alimentarnos de esa manera? Más adelante se revisará qué significa llevar una dieta basada en plantas y cómo incorporarla a la vida diaria.

La mayoría de las enfermedades degenerativas y autoinmunes, llamadas enfermedades de afluencia (en contraposición a las enfermedades de carencia), tienen todas una base común, en especial cuando se trata de nutrición; no hay por ello una dieta especial para el cáncer y otra para enfermedades del corazón. La evidencia amasada por investigadores de todo el mundo demuestra que la misma dieta que es buena para la prevención del cáncer, también lo es para prevenir la obesidad, la diabetes, las cataratas, la degeneración ocular, la insuficiencia renal, el lupus, el Alzheimer, la esclerosis múltiple, la osteoporosis, la artritis, las migrañas y otras enfermedades. Esta dieta beneficiará a todo el mundo, sin importar su condición, sus genes o su disposición personal. Todas estas enfermedades, decía, se desarrollan desde la misma base: una dieta insana y muy tóxica y un estilo de vida con un sinnúmero de factores que promueven la enfermedad (falta de ejercicio, tabaco, alcohol, drogas, estrés, contaminación, químicos, radiación y muchos otros).

Además de la dieta rural China, existen otras comunidades en la tierra con una salud que destaca sobre todas. La prestigiosa institución National Geographic Society publicó una valiosa investigación llevada a cabo en diversos lugares del planeta donde se encontraron las poblaciones más longevas y con mejores niveles de salud. El libro *The blue zones*[20] deja ver claramente que estas así llamadas zonas azules tienen un denominador común: *su alimentación está basada en plantas.*

En los capítulos siguientes analizaremos en profundidad la alimentación basada en las plantas —y hay que subrayar que llevar una dieta *basada* en plantas no significa ser vegetariano—. Aunque en muchas de las zonas de mejor salud hay un vegetarianismo completo, lo cierto es que, incluso tomando pequeñas cantidades de proteínas de origen animal como complemento de una mayor parte de vegetales en la alimentación, los resultados son sorprendentes.

Sitios como Okinawa, en Japón, cuya concentración de personas mayores de cien años es la más alta del mundo, tienen en su dieta y su estilo de vida mucho que ver con los campesinos

---

[20] Dan Buettner, *The blue zones*, National Geographic Society, 2008.

chinos: su dieta está basada en vegetales de tierra y de mar (algas), y las personas mayores son consideradas como tesoros vivientes. Son activos hasta edad avanzada y sus opiniones son muy valoradas en la familia y sociedad.

En el mundo occidental podemos citar como ejemplo la isla de Creta, donde la dieta tradicional está basada en granos, verduras, legumbres, nueces, semillas, aceitunas, frutas y algas, además de moderadas cantidades de pescado y pollo.

Para sorpresa de todos, en los Estados Unidos, muy cerca de Los Ángeles, se encuentra una ciudad que destaca por tener los mejores indicadores de salud y longevidad de ese país: Loma Linda, en California. ¿Y qué tiene esa ciudad para ser tan diferente? La respuesta es que está habitada, en su gran mayoría, por adventistas del séptimo día, una congregación religiosa extendida por muchos países del mundo que sigue los preceptos de la Biblia al pie de la letra. Consideran que, de acuerdo con el libro del Génesis, 1-29: "Dijo Dios: yo les entrego para que ustedes se alimenten, toda clase de hierbas, de semillas y toda clase de árboles frutales", se debe seguir una dieta vegetariana; por demás está decir que no consumen tabaco ni alcohol.

Los resultados de todos los estudios mencionados coinciden en situar a las plantas como protagonistas de la buena salud y la longevidad.

La gran industria, al detectar una, si bien reciente, muy importante corriente de personas interesadas en la alimentación natural, imprimen en sus rótulos el sello de "natural" en una infinidad de productos que de eso poco o nada tienen. Ningún alimento procesado puede llevar el calificativo de natural.

Se ven por doquier "jugos naturales" que a un insignificante porcentaje de fruta le adicionan una cantidad alarmante de saborizantes químicos, azúcar y preservantes artificiales. Lo mismo sucede con yogures, galletas, embutidos, leche, pan, cereales y una multitud de productos que han sido modificados de tal manera que su poder nutricional es en verdad bajo.

La pirámide nutricional fue un invento del gobierno de Estados Unidos para jerarquizar de manera sencilla el consumo de alimentos. Aunque no se puede considerar que las primeras pirámides fueran verdaderos consejos nutricionales sino una mezcla de intereses comerciales y políticos, hoy la pirámide hecha con base en cereales refinados y productos lácteos está revaluada por completo e incluso las entidades más tradicionales modificaron desde hace años sus recomendaciones nutricionales, empezando por esa famosa pirámide que ha sido varias veces transformada desde entonces. Hacer pública esta vieja información, como lo hacen algunos anunciantes de la industria alimentaria, incorporando sus productos como la base de la alimentación óptima, muestra que el interés de vender productos está por encima de cualquier otra consideración con respecto a la salud o al bienestar.

Sea este el momento de señalar algunos de los beneficios implícitos en una dieta sana:

- Vivir más tiempo y sobre todo en mejores condiciones.
- Tener una apariencia más joven.
- Tener más energía disponible durante más horas del día.
- Mantener el peso ideal.
- Reducir el "colesterol malo" en la sangre.
- Prevenir y aun reversar las enfermedades de corazón.
- Disminuir el riesgo de cáncer de próstata, senos, colón, estómago, etcétera.
- Preservar la visión para la vejez.
- Prevenir y tratar la diabetes.
- Evitar cirugías innecesarias.
- Reducir drásticamente el uso de medicamentos.
- Mantener huesos fuertes.
- Evitar la impotencia.
- Prevenir los cálculos renales.

○ Evitar el estreñimiento.

○ Mantener una presión sanguínea en el rango óptimo para cada edad.

○ Evitar el Alzheimer.

○ Evitar la artritis.

○ Disminuir la aparición de otras enfermedades autoinmunes.

Estos y muchos otros beneficios se obtienen a través de una dieta saludable, y van más allá de lo físico: al incrementar la energía disponible será factible emprender tareas impensables para alguien afectado por la enfermedad o el sobrepeso. Y si mejora la apariencia, también la autoestima; la mente alcanzará un estado más apacible y se reducirán la angustia y el estrés.

Muchas de las enfermedades degenerativas se empiezan a gestar hasta treinta años antes de sus primeros síntomas, de modo que cuanto antes se inicie el cambio hacia una dieta y un estilo de vida saludables, mejor. Y claro, los hijos deberían ser también beneficiarios del cambio, y mejor si se hace desde su nacimiento. Está demostrado que los primeros siete años de vida son definitivos en la gestación de la salud futura.

CAPÍTULO 3

¿QUÉ DEBEMOS COMER?
LA BASE DE UNA ALIMENTACIÓN IDEAL

Las conclusiones de la ciencia y las vivencias de miles de personas hoy nos indican que existen algunos principios básicos para una alimentación óptima aplicables a todo ser humano, sin distingos de condición, edad, raza o sexo, que se pueden resumir en *comer alimentos integrales, principalmente plantas, en su mayoría crudas y sin excesos.*

Según la Real Academia Española de la lengua, la definición de alimento es, en su segunda acepción, "cada una de las sustancias que un ser vivo toma o recibe para su nutrición".[21] ¿Y qué significa nutrir? Según el mismo diccionario, es "aumentar la sustancia del cuerpo animal o vegetal por medio del alimento, reparando las partes que se van perdiendo en virtud de las acciones catabólicas".[22]

Habría que preguntarse ¿cuánto de lo que comemos es alimento? ¿Cuántos de los productos que le damos a nuestro cuerpo sirven para nutrirnos, para darnos vida y reparar nuestras células muertas? Veamos ahora la información que nos permita dar respuesta a estas preguntas.

---

[21] Diccionario de la lengua española, 22.a edición, 2001.

[22] Ibíd.

Alimentos integrales

Un alimento integral es aquel cuyas partes comestibles se mantienen intactas. Es algo que podría reconocer la abuela de su abuela. Por supuesto ella reconocería un tomate, una lechuga, un pollo, una naranja o un plátano, pero difícilmente la gran mayoría de productos industriales empaquetados: bolitas de cereal pintadas de colores, gaseosas, yogures con galletas, golosinas multiformes, extruidos[23] de cereales, patatas fritas, etcétera.

Así de sencillo, lo que ella no pudiera reconocer no deberíamos considerarlo un alimento. El verdadero alimento es todo lo que la naturaleza nos ofrece sin procesamientos químicos, colores o formas añadidas.

Si se empezara un proceso de rectificación en la dieta comiendo alimentos integrales, su salud y su figura cambiarían muy rápido y de manera drástica. Sin más. Una forma de alimentación donde la fuente principal descarte cualquier procesado industrial tendría inmensos beneficios en la salud. En esta categoría entrarían todas las verduras, legumbres, frutas, algas, frutos secos y animales integrales sin procesamiento industrial alguno.

Principalmente plantas

Dentro de los alimentos verdaderos e integrales, hay también, por supuesto, diversidad en sus aportes nutricionales.

Hoy nadie duda de que el grupo de alimentos que más beneficios contiene son las plantas, y en especial las hojas verdes. Se puede discrepar acerca de cuáles de sus nutrientes son los más importantes, pero ningún científico duda de su valor alimenticio

---

[23] La extrusión es un proceso que consiste en darles a los alimentos una cocción rápida, continua y homogénea mediante un sistema de alta presión y temperatura, por encima de los 100 °C. El resultado conlleva una serie de cambios importantes en la forma, estructura y composición del alimento.

y de sus aportes para nuestra salud. Las plantas son los productos de la tierra con mayor densidad nutricional.

Una dieta basada en plantas no significa una dieta vegetariana. Es una dieta en la cual la mayoría de las calorías provienen de las plantas sin excluir alimentos de origen animal en cantidades moderadas.

La energía que promueve y sostiene la vida en nuestro planeta procede del sol, y son las plantas las fuentes primarias de esa energía maravillosa del sol convertida en alimento.

A partir de la energía del sol transformada por las plantas en comida crece toda la cadena alimenticia de la tierra y de los mares. Sin las plantas la vida en la Tierra no sería posible.

Antioxidantes

El oxígeno que nos da la vida, de manera paradójica también nos la quita. Así es; uno de los mayores causantes de enfermedades, incluidos el cáncer, la arterioesclerosis, las enfermedades del corazón, inmunodeficiencias y otras enfermedades asociadas con el envejecimiento, son los radicales libres, electrones que se encuentran sin pareja en la capa exterior de las células, producidos por procesos de oxidación de las células; se podría decir que son un envenenamiento residual del oxígeno en el intercambio celular. En la medida que envejecemos, la generación de radicales libres se incrementa también.

Protegerse de la oxidación mediante los alimentos tiene un nombre: plantas. En el reino vegetal, gracias al consumo de frutas, verduras, hojas verdes, algunas yerbas, cereales integrales y legumbres, es donde se encuentran los verdaderos aportantes de agentes antioxidantes.

Los antioxidantes de las plantas nos protegen del daño celular, del envejecimiento y de las enfermedades degenerativas. Ellos absorben y estabilizan los radicales libres antes de que estos invisibles enemigos puedan hacer algún daño. *Los principales antioxidantes están en las plantas integrales, en especial en estado crudo.*

De acuerdo con la amplia base de datos que tiene el instituto nacional de la salud de los Estados Unidos, al hacer una media de la capacidad antioxidante de los alimentos, las plantas tienen 11,57 mmol/100g mientras que los alimentos animales, incluidos sus derivados, tienen tan solo 0,18 mmol/100g. Es decir las plantas tienen ¡*64 veces* más capacidad antioxidante que los animales!, ya que en estos solo se encuentran algunos pocos antioxidantes y una pobre capacidad para prevenir la oxidación (ver Cuadro 6).

Los alimentos con más poder antioxidante en las cuatro principales categorías son:

Frutas: Arándanos, moras y frambuesas.

Vegetales: Frijoles, corazones de alcachofa y papas.

Frutos secos: Nueces pecanas, nuez o nuez nogal y avellanas.

Especias: Canela, orégano y clavos.

Mención aparte merece el cacao, cuyo grano sin procesar duplica en capacidad antioxidante al frijol azuki.

Algunos de los antioxidantes más importantes y sus fuentes

Vitamina C. Frutas cítricas, bayas (frambuesa, moras, fresas, etc.), vegetales verdes oscuros (espinacas, espárragos, pimientos verdes, coles de Bruselas; brócoli; col verde rizada; alcachofa y otros verdes), pimientos rojos y amarillos, tomates. Frutas como piña, melón, mangos, papaya y guayaba.

Vitamina E. Aceites vegetales (oliva y girasol, etc.), frutos secos, semillas, cereales integrales, trigo integral, germen de trigo, arroz integral, avena, batata, soya, legumbres (frijoles, lentejas, garbanzos, etc.) y cualquier verdura de hojas verdes.

Beta Caroteno. Variedad de vegetales de color naranja oscuro, rojo, amarillo y verde como brócoli, col verde rizada, espinaca, batatas, zanahorias, pimientos rojos y amarillos, albaricoques, melón y mango.

Cuadro 6. Alimentos con mayor poder antioxidante[24]

Capacidad antioxidante de algunos alimentos			
Puntuación de alimentos en la escala ORAC - USDA			
Posición	Alimento	Cantidad servida	Capacidad antioxidante
1	Grano integral de cacao	100 Gramos	28000
2	Frijol rojo chico (azuki)	1/2 Taza (secos)	13727
3	Arándanos salvajes	1 Taza	13427
4	Frijol rojo	1/2 Taza (secos)	13259
5	Frijol pinto	1/2 Taza	11864
6	Arándanos convencionales	1 Taza	9019
7	Arándanos rojos	1 Taza	8983
8	Corazones de alcachofa	1 Taza cocidos	7904
9	Moras	1 Taza	7701
10	Ciruelas pasas	1/2 Taza	7291
11	Frambuesas	1 Taza	6058
12	Fresas	1 Taza	5938
13	Manzanas "red delicious"	1 Unidad	5900
14	Manzanas "granny smith"	1 Unidad	5381
15	Nuez pecana	1 Onza	5095
16	Cerezas	1 Taza	4873
17	Ciruelas negras	1 Unidad	4844
18	Papa "russet"	1 Unidad cocida	4649
19	Frijol negro	1/2 Taza (secos)	4181
20	Ciruelas	1 Unidad	4118
21	Manzanas "gala"	1 Unidad	3903

Fuente: Wikipedia

[24] Científicos del Departamento de Agricultura de los Estados Unidos han publicado voluntariamente (el USDA no autoriza esos valores) listas con valores de ORAC de alimentos vegetales de consumo habitual por la población de los EE.UU. (frutas, verduras, nueces, semillas, especias, granos, etc.). Los valores se expresan como la suma de fracciones antioxidantes liposolubles (p.e. carotenoides) e hidrosolubles (p.e. polifenoles), es decir, el "total ORAC" expresado en micromoles, Trolox Equivalentes (TE), por muestra de 100 gramos, y se compara con la evaluación del contenido total de polifenoles en las muestras.

Pero las virtudes de los antioxidantes van más allá de la estabilización de los radicales libres. También estimulan al hígado para producir las enzimas necesarias para descomponer el antioxidante en sí mismo; una vez producidas estas enzimas van a descomponer otros compuestos adicionales, entre ellos unas toxinas que se parecen a los antioxidantes. De esta manera los antioxidantes se convierten en un agente depurador del organismo al desintoxicarnos de químicos peligrosos, incluidos algunos cancerígenos.

Por supuesto, a mayor variedad de antioxidantes en la dieta, mayor el espectro de depuración pues cada uno atacará unas toxinas diferentes.

Aun cuando no se conoce con exactitud la razón por la cual los vegetarianos tienen no solo una vida más larga sino unas tasas de morbilidad menores que las de los omnívoros, es probable que esté relacionada con la protección que obtienen a través de los antioxidantes en las plantas o por la relación entre el omega 3 (nutriente esencial que no producen los seres humanos) y la fibra de las plantas, o tal vez una sinergia desconocida entre estos y otros factores.

Fitonutrientes

Asombrosos avances científicos nos están revelando nuevas formas en las que las plantas ofrecen una protección sin igual a nuestra salud; casi a diario se publica algún hallazgo en este sentido.

Los alimentos sin procesar del reino vegetal contienen miles de componentes conocidos y aún por conocer que son esenciales para mantener nuestra salud y maximizar nuestro potencial genético. Se ha descubierto un verdadero arsenal de compuestos naturales en las plantas que eliminan las toxinas de nuestro cuerpo: a este grupo de compuestos químicos se les llama fitonutrientes o fitoquímicos.

Estos nutrientes tienen efectos muy importantes en la fisiología humana, tanto así que de no consumirlos se corre el riesgo de acelerar la muerte prematura por cáncer y arterioesclerosis, dado que estos compuestos se han relacionado como protectores contra estas enfermedades.

Comer una buena variedad y cantidad de vegetales y frutas crudos, o apenas cocidos, es la única forma de asegurarse una cantidad suficiente de estos nutrientes esenciales para la salud. Ninguna vitamina o suplemento añadido a la comida puede reemplazar a los fitonutrientes.

Vegetales crucíferos como el brócoli o el repollo, para solo mencionar un par de ejemplos, contienen isotiocianatos, fitoquímicos que activan las enzimas en las células que limpian el cáncer. En un estudio publicado en *Journal of the National Cancer Institute* de Estados Unidos se afirma que los hombres que consumen tres o más porciones de vegetales crucíferos al día reducen el riesgo de cáncer de próstata en un 41%.

Los vegetales verdes, la cebolla y los puerros contienen fitonutrientes organosulfúricos que inhiben la aparición de cambios anormales en las células que eventualmente conducen al cáncer.

Algunos de los fitonutrientes que poseen propiedades anticancerígenas que se han descubierto hasta ahora son: flavonoides, ácido cafeico, catechins, coumarins, isoflavonas, isocianatos, lignanos, liminoides, pectinas, fitoesteroles, inhibidores proteásicos, saponinas y esteroles.

Estos fitonutrientes tienen varios mecanismos de acción: inhiben el envejecimiento celular, inducen las enzimas que nos desintoxican, agrupan los cancerígenos en el aparato digestivo para ser expulsados y alimentan los mecanismos de reparación celular.

En particular, los fitonutrientes tienen un valor sobresaliente en la prevención y cura del cáncer, mediante las siguientes funciones:

1. Limpian y desactivan los agentes que causan el cáncer y bloquean los procesos de iniciación que causan daño al DNA de nuestras células.

2. Alimentan los procesos de reparación celular haciendo que las células vuelvan a su estado normal una vez que su DNA ha sufrido algún daño.

3. Impiden la proliferación de células con daño en su DNA.

4. Cuando hay células precancerosas, protegen su DNA impidiendo un daño mayor.

5. En las células con cáncer inhiben su proliferación hacia otras células normales.

Todo lo anterior puede ser uno de los motivos por los cuales la dieta inventada por el Dr. Gerson para curar el cáncer mediante el consumo de vegetales en su mayoría crudos, hace casi setenta años, haya tenido éxito en muchos pacientes, aun antes de conocer la existencia de los fitonutrientes y su acción en la prevención y reparación del daño celular.[25]

Densidad nutricional

Como una manera de categorizar los alimentos con base en su poder nutricional, el Dr. Joel Fuhrman, en su libro *Eat to Live*[26] clasifica los alimentos a partir de su cantidad de fitoquímicos conocidos, su actividad antioxidante y su contenido total de minerales y vitaminas (ver Cuadro 7).

Los resultados son contundentes. Los vegetales, y en particular los de hojas verdes, son los más densos desde un punto de vista nutricional. Esto significa que en estos alimentos encontramos, comparativamente, la mayor riqueza nutricional.

[25] Ver: Charlotte Gerson, *La terapia Gerson*, Colección Salud y Vida Natural, 2011.Bruna y Charlotte Gerson, *Terapia Gerson. Cura del cáncer y otras enfermedades crónicas*, 2009.

[26] Joel Fuhrman, M.D., *Eat to Live*, Little, Brown and Company, Nueva York, 2003.

Cuadro 7. Densidad nutricional de los alimentos

De mayor a menor	
Más alta densidad nutricional = 100 puntos. Más baja = 0	
100	*Vegetales de hoja verde oscura* Kale o col crespa, espinaca, rúgula, acelgas, berros, hojas de brócoli, hojas de coliflor, hojas de remolacha, hojas de nabo y de mostaza.
95	*Otros vegetales verdes* Lechuga romana, bok choy, repollo, coles de Bruselas, espárragos, brócoli, habichuelas.
50	*Otros vegetales no verdes ricos en nutrientes* Remolacha, berenjena, hongos, cebollas, rábanos, brotes de soya, pimentones rojos y verdes, calabacín, coliflor, tomates, alcachofas, zanahorias.
45	*Frutas frescas* Fresas, arándanos, otras bayas, ciruelas, naranjas, melones, kiwis, manzanas, cerezas, piñas, melocotones, peras, uvas, bananos.
40	*Legumbres* Lentejas, frijol rojo, azukis, frijol pinto, arvejas, soya verde.
30	*Nueces y semillas crudas* Semillas de girasol, calabaza, sésamo, lino, almendras, pistachos, nueces, anacardos, nueces pecanas, avellanas.
20	*Granos integrales* Avena, cebada, arroz integral y salvaje, trigo sarraceno, mijo, quinoa, bulgur, pan integral, papas blancas.
18	*Pescado*
15	*Leche sin grasa, huevos, carne de animales salvajes.*
8	*Leche entera, carne roja.*
6	*Productos de cereales refinados (pan blanco y demás).*
3	*Queso*
1	*Aceites refinados*
0	*Dulces refinados, galletas, bizcochos, caramelos y gaseosas.*

Mayoritariamente crudos

Los alimentos crudos conservan el 100% de sus propiedades naturales y por ello es tan importante que nuestra dieta incorpore la mayor cantidad posible de comida cruda. Se considera que un alimento está crudo si la temperatura a la cual se ha elevado durante la cocción no sobrepasa los 48 grados centígrados.

No quiere decir esto que debamos comer todos los alimentos crudos. Es algo que depende mucho de las personas, el medio ambiente en el que viven, las estaciones y la disponibilidad de alimento. Pero sí es claro que entre 1,6 millones de especies animales conocidas sobre la tierra somos la única que cocina el alimento. Hoy ya conocemos muchas razones que nos indican que deberíamos tomar alimentos crudos:

1. Las plantas en su estado vivo están cargadas de fitonutrientes, vitaminas, antioxidantes, minerales, enzimas, fibra y otros nutrientes vitales. Muchos de estos elementos son destruidos, algunos por completo cuando son cocinados, particularmente cuando son sometidos a elevadas temperaturas o expuestos a brutales procesos industriales.

    La vitamina C, por ejemplo, se pierde hasta en un 75%; cerca del 50% de las vitaminas del grupo B; 35% de la vitamina A.

    Los minerales, aun cuando son menos susceptibles a la destrucción con los métodos de cocción, también pierden cantidades importantes, entre 20 y 80% en estos procesos.

2. Las proteínas se coagulan a altas temperaturas, degenerando su estructura molecular, por esto una clara de huevo que es transparente se convierte en blanca al freírla. El instituto Max Planck de Alemania, en un importante estudio sobre el cuerpo humano, ha encontrado que cuando la proteína es cocida, solo la mitad permanece bio-absorbible porque las enzimas digestivas no son capaces de romper las moléculas de proteína coaguladas una vez que se han fundido.

La parte de estas proteínas que el cuerpo no puede usar se vuelve una toxina que el cuerpo debe eliminar y que en general no logra hacer formando así depósitos tóxicos.

3. Las grasas y aceites al calentarse demasiado producen una gran cantidad de cancerígenos como nitrosaminas, acroleínas, hidrocarbonos y benzopireno, uno de los más potentes cancerígenos conocidos.

4. Los productos que contienen carbohidratos al tostarse producen acrilamidas, otro compuesto que produce cáncer en los animales de laboratorio.

5. Al cocinarse, las fibras naturales se rompen y la celulosa es totalmente cambiada de su forma natural. Se puede comparar cualquier vegetal antes y después de cocinarse y comprobar que se vuelve suave y flexible en lugar de estar duro y crujiente como en su estado natural. Esto hace que la capacidad de limpiar el tracto digestivo se disminuya de manera ostensible pues la fibra ha perdido parte de sus propiedades.

6. Uno de los más importantes elementos de la comida cruda o llamada con acierto "comida con vida" son las enzimas. El investigador Edward Howell ha sido pionero en el estudio de las enzimas y las describe como las sustancias que hacen posible la vida. Se requieren para todas las reacciones químicas del cuerpo, y sin ellas no habría ninguna actividad posible.

Las enzimas son complejas moléculas de proteína y son nuestras reservas bio-energéticas. Van más allá de ser simples catalizadores químicos pues contienen la fuerza vital que inicia todas las reacciones químicas. Aun cuando esto no se ha podido comprobar del todo por el método científico, parece haber un intrincado vínculo entre la actividad enzimática y la fuerza que da la vida a todos los organismos vivos. La mayor diferencia entre un organismo vivo y uno muerto es la capacidad que tiene el vivo de producir enzimas activas. Es como si las enzimas fuesen el "alma" de los organismos vivos.

Cuando la comida se calienta por encima de los 48°C muchas de las enzimas que tienen los alimentos se destruyen en un periodo de treinta minutos. Es evidente que cuando cocinamos con métodos como freír, hornear o hervir estamos destruyendo enzimas. Métodos de cocción como el vapor o el wok, o un ligero salteado, son los más aconsejables pues si se utilizan durante poco tiempo elevan mucho menos la temperatura de los alimentos que hornos o freidoras.

En la naturaleza las plantas y los alimentos naturales, incluidos los animales, rara vez superan los 48 grados centígrados, lo cual refrenda las teorías de Howell.

El Dr. Howell dice que todos nacemos con una cuenta de enzimas. Como si tuviéramos un dinero en el banco, nacemos con esa cantidad y es limitada; entre más rápido la gastemos más pronto quedaremos con la cuenta desocupada. Si agotamos nuestra reserva biológica y no tenemos capacidad de producir más, la vida termina. Es por supuesto vital que nuestra alimentación contenga enzimas y solo se consiguen tomando alimentos en su estado natural.

7. Otro factor de gran importancia descubierto por Paul Kouchakoff, del Instituto Suizo de Química Clínica, es que cuando comemos alimentos cocinados, nuestro cuerpo produce leucocitosis. Esto ocurre cuando el cuerpo se siente bajo amenaza o es invadido por algún agente patógeno y entonces se incrementa el nivel de glóbulos blancos (leucocitos) en nuestra sangre para que ataquen a los invasores.

Se ha conocido que la leucocitosis solo ocurre cuando los alimentos han sido cocinados, enlatados, curados o salados. En cambio, cuando los alimentos se comen en su estado natural, crudos, jamás ocurre. El cuerpo reconoce que los alimentos en su forma natural no representan peligro pero distingue cuando lo que ingerimos ha sido cocinado o procesado. Los mayores niveles de leucocitosis ocurren cuando los alimentos han sido procesados. Métodos como la esterilización, homogenización, estabilización, refinación o cualquiera que cambie el estado natural, generan los mayores niveles de leucocitosis.

Kouchakoff descubrió, asimismo, que cuando al menos el 50% de la ingesta de comida es cruda, la leucocitosis no ocurre. Esto nos da una esperanza en el curso de la alimentación actual, ya que permite comer la mitad de los alimentos cocidos sin que este problema ocurra.

Así, el cuerpo no malgasta sus defensas en atacar nuestra propia comida y sí libera esa cantidad de glóbulos blancos para atacar virus y otros patógenos de los muchos que a diario atacan por otras vías. Solo con un alto porcentaje de alimentos crudos en nuestra dieta obtendremos una importante mejora inmunitaria.

Densidad energética

Las ventajas de una dieta basada en plantas va más allá de los nutrientes o lo que quiera que haya en su interior, porque las plantas (con excepción de las semillas y los frutos secos) son alimentos menos densos energéticamente que casi cualquier otra cosa comestible, por lo cual cuando la dieta se basa en vegetales, se ingerirán muchísimas menos calorías, protegiéndose así de la obesidad y de la mayoría de las enfermedades crónicas.

No quiere decir lo anterior que no se deban tomar semillas o nueces, que son alimentos nutritivos pero también altos en calorías, sino que se deben consumir en menor proporción. Por el momento baste mencionar que son un excelente alimento y contienen las grasas buenas que el cerebro necesita, además de un gran contenido mineral y proteico.

¿Y qué pasa entonces con la carne? A diferencia de las plantas, sin las cuales no es posible vivir con salud, no es necesario comer carne para nada. Todos los nutrientes que se encuentran en la carne se pueden encontrar en el reino vegetal, con la sola excepción de la vitamina B12, que en nuestro ámbito actual de higiene occidental es destruida por los procesos de higienización. La vitamina B12 es producida por bacterias y es por eso que en algunos países pobres, donde la gente es vegetariana y no tienen el nivel de higiene en la comida de los países ricos, no existen deficiencias de esta vitamina ya que dichas bacterias están presentes en muchos de sus alimentos.

En cualquier caso, la vitamina B12 es almacenada en el cuerpo con reservas que pueden durar años, con lo cual una suplementación para personas vegetarianas que viven en los países industrializados es fácil y segura. En general, dos pastillas de 1.000 unidades a la semana suelen ser suficientes para mantener óptimos niveles de B12 sin consumir ningún animal.

No se puede decir que la carne no sea nutritiva, pues lo es, ha sido alimento para muchas personas durante la historia, provee muchos aminoácidos esenciales, al igual que vitaminas y minerales.

Lo que sí está claro es que la carne y los productos animales, en las absurdas cantidades y en las condiciones en que se consumen hoy, generan enfermedad y empeoran la calidad de vida del ser humano. Las conclusiones de *El estudio de China* y muchas otras investigaciones de trascendencia al respecto del consumo de carne son contundentes. El consumo de proteína animal, en las cantidades que se acostumbran en la actualidad, aumenta significativamente el riesgo de contraer cáncer, enfermedades del corazón y otras enfermedades degenerativas.

¿Y dónde está la proteína si solo se consumen vegetales?

No hay un mito más arraigado en el mundo alimenticio actual que el de las proteínas. Madres, padres, abuelos y todo el entorno familiar, médicos y muchas publicaciones hablan de la importancia de comer proteína. "Come carne y toma mucha leche para que puedas crecer sano y fuerte", es una frase que escuchamos con demasiada frecuencia.

Sin embargo, nada más lejano de la realidad. Es cierto que necesitamos proteína en nuestras dietas, pero las plantas tienen proteína más que suficiente para nuestras necesidades. No requerimos para nada comer animales ni mucho menos productos lácteos. Al contrario, como hemos visto, las fuentes de proteína animal en las cantidades y las formas como las consumimos hoy van en fuerte detrimento de nuestra salud.

Tampoco hay que enloquecerse contando proteínas para estar saludables. Cualquier combinación adecuada de alimentos naturales proporcionará todas las proteínas necesarias, incluyendo los ocho aminoácidos esenciales. Con una buena combinación de vegetales, cereales integrales, legumbres o frutos secos, la dieta será rica en proteínas, sin necesidad de ninguna fuente animal.

Nuestro cuerpo almacena reservas de aminoácidos (proteína) y las utiliza cuando es necesario en un periodo de 24 horas, por lo que no es necesario que cada comida tenga un objetivo definido de proteína. Cerca de una sexta parte de nuestra proteína diaria proviene de reciclar nuestros propios tejidos, reciclaje que nos ayuda a nivelar cualquier carencia de proteína que pueda tener una comida determinada hasta tanto se tome una nueva.

¿Y cuál es el alimento que tiene más proteínas? ¿El tomate, el jamón, la avena?

Todos ellos tienen aproximadamente la misma cantidad de proteína por caloría ingerida. La diferencia está en que el tomate y la avena, como hemos visto, están llenos de nutrientes saludables para combatir las enfermedades, mientras que el jamón procesado está lleno de grasas saturadas, colesterol y químicos.

¿Qué alimento contiene más proteínas en la misma cantidad de peso, el brócoli o un filete de carne? Dado que el 99% contestaría que el filete, sorprenderá saber que *el brócoli tiene el doble de proteínas que el filete*. La gran mayoría de la gente sigue creyendo que la única fuente verdadera de proteína está en la comida de origen animal y que las proteínas de las plantas son incompletas o insuficientes, lo cual es falso.

La prueba reina sobre este punto se halla en la naturaleza. Por ejemplo, animales de gran tamaño y fortaleza como elefantes, gorilas, hipopótamos o jirafas alcanzan tales dimensiones y fuerza únicamente comiendo plantas dado que en ellas encuentran todos los aminoácidos y proteínas que necesitan.

Como vemos en el Cuadro 8, los vegetales verdes tienen el mayor porcentaje de proteína por caloría de todos los alimentos. Esto significa que son los que ofrecen más proteínas consumiendo pocas calorías, lo cual se traduce en un aporte de aminoácidos muy importante sin que esas calorías en exceso de otros alimentos se conviertan en grasa, y en el caso de los alimentos animales, en colesterol y grasa. Una vez más los vegetales verdes ganan.

En la dieta occidental promedio de países desarrollados se consumen cerca de 112 gramos al día de proteína, la gran mayoría de origen animal. La recomendación diaria de consumo de proteína para un ser humano adulto es de 56 gramos al día; es decir, se consume el doble de la cantidad de proteína que se requiere para vivir.

Aparte de las consecuencias fatales para nuestro cuerpo del sobre consumo de proteínas animales y su brutal incidencia en el desarrollo de enfermedades degenerativas, que revisaremos en el capítulo 5, se deben tener presentes las consecuencias medioambientales de altísimo impacto que implica el consumo de animales. Producir un kilo de carne requiere mucha más energía, agua, tierra y pesticidas que un kilo de proteína vegetal. Baste recordar que el ganado de crianza para carne es responsable del 18% de las emisiones de efecto invernadero del planeta. Sin contar con la contaminación masiva de aguas generada por esta práctica y la deforestación de enormes extensiones de selvas para el cultivo de soja transgénica para alimentar ganado y aves que se consumen luego en los países desarrollados. La selva del Amazonas, uno de los pulmones más importantes del planeta, pierde cada minuto 36 hectáreas de su superficie. La selva húmeda tropical constituía el 14% de la superficie terrestre y hoy queda tan solo un 6%. Más de la mitad de la biodiversidad del planeta se encuentra en esas selvas y se estima que se pierden alrededor de ¡10.000 especies cada año!

Cuadro 8

Contenido de proteínas de algunos alimentos comunes en orden ascendente de proteínas por caloría				
Alimento	Gramos de proteína	Calorías	Proteína por caloría	Porcentaje de proteína
Un banano	1,2	105	0,01	5
Una taza de arroz integral	4,8	220	0,02	9
Una mazorca de maíz	4,2	150	0,03	11
Una papa horneada	3,9	120	0,03	13
Una taza de pasta	7,3	216	0,03	14
Un yougur de frutas (6 onzas)	7	190	0,04	15
Dos tajadas de pan de trigo integral	4,8	120	0,04	16
Una hamburguesa de queso (burger king)	18	350	0,05	21
Una taza de arvejas congeladas	9	120	0,08	30
Una taza de lentejas cocidas	16	175	0,09	36
Una taza de tofu	18	165	0,11	44
Una taza de brócoli congelado	5,8	52	0,11	45
Una taza de espinaca cocida	5,4	42	0,13	51

Fuente: *Eat to live*, Joel Fuhrman, M.D., ed. Little, Brown and Co.

El desmadrado consumo de proteínas animales implica para el mundo entero serias y muchas veces irreversibles consecuencias. No solo se afecta la salud de un individuo sino la del planeta. Además es causa de enorme sufrimiento animal.

En el mundo hay cerca de 800 millones de vegetarianos. Aparte de India,[27] donde alrededor de la mitad de la población es vegetariana, hay cada vez más personas que no consumen animales; países como Taiwán o Italia, donde se estima que un 10% de los habitantes son vegetarianos, o Inglaterra o Suiza con cerca de un 6%.

En estudios prospectivos con adultos comparando los hábitos alimenticios de los vegetarianos contra los no vegetarianos, se ha identificado una salud superior en los vegetarianos. Menores tasas de obesidad, disminución en riesgo de enfermedad cardiovascular y una tasa menor de mortalidad. Varios estudios han documentado también una presión arterial más baja.

En promedio, los vegetarianos consumen una menor proporción de calorías derivadas de la grasa (en especial ácidos grasos saturados), consumen menos calorías totales, más fibra, mayor cantidad de potasio y vitamina C que los no vegetarianos. También los vegetarianos suelen tener un índice de masa corporal más bajo, lo que contribuye de manera notable a mantener una buena salud.

Procurando el bienestar de su gente y del planeta ya hay gobiernos como el de China que impulsan un día a la semana vegetariano y ciudades como Ghent en Bélgica que ya tienen su día semanal vegetariano (*veggie day*).

Lo dijo Albert Einstein –quizá la mente más brillante de la historia reciente y quien fue un vegetariano proactivo– hace cerca de setenta años: "Nada beneficiará la salud de la humanidad e incrementará las posibilidades de que la vida en la tierra sobreviva, como la evolución hacia una dieta vegetariana".

---

[27] Según datos de Index Mundi (www.indexmundi.com), se estimaba para julio de 2011 una población en India de 1.205 millones de habitantes.

La genialidad y la capacidad de ver el futuro de Einstein iban mucho más allá de sus descubrimientos científicos. Einstein previó que sostener la vida sobre el planeta con la expansión demográfica y una creciente demanda para criar y matar animales para consumo humano sería imposible.

Para ilustrar, de otra forma y con estadísticas de fuente más que fiable, el extraordinario impacto del consumo de plantas integrales sin procesar en la salud, se puede observar el Gráfico 7 que ha publicado la Organización Mundial de la Salud. A menor consumo de plantas las enfermedades degenerativas más importantes (enfermedades del corazón y cáncer) predominan hasta llegar a casos donde casi el 90% de las muertes se originan por estas enfermedades, como en Hungría, donde el consumo de plantas sin procesar es menor del 10%, o Estados Unidos, con cerca de un 80% de muertes causadas por el corazón y cáncer y un consumo medio de plantas integrales de apenas

Gráfico 7. Consumo de plantas sin procesar
contra enfermedades mortales

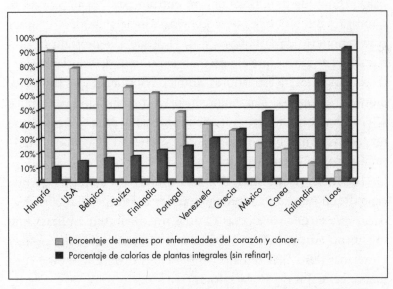

Porcentaje de muertes por enfermedades del corazón y cáncer.
Porcentaje de calorías de plantas integrales (sin refinar).

Fuente: World Health Statistics Annual 1994–1998. Online version. www.who.int/whosis; Food and Agriculture Organization of the United Nations. Statistical database food balance sheets, 1961-1999.

12%. Por el contrario, en Laos, donde el consumo de plantas sin procesar es del 91%, la tasa de muertes por estas enfermedades es de tan solo un 4%. Entre más plantas integrales sin procesar se consuman, mejor es el índice de buena salud entre la población; entre más animales y alimentos procesados se consuman, más enfermedades aparecen.

Comer sin excesos

Otro de los cambios de alto impacto negativo en la salud que ha vivido la humanidad en las décadas más recientes es la disponibilidad de grandes cantidades de comida con bajísimo poder nutricional. El desbordado crecimiento de la industria de "alimentos" de este tipo, aunado a su relativo bajo precio, han conseguido que cada vez comamos peor, y en mayores cantidades.

Al oír que la recomendación es comer menos —sea que se tenga o no un problema de sobrepeso—, quizá se rememoren las palabras que desde niños nos han entronizado: "Si no comes te quedarás chiquito, hay que comer para estar sano, debes comer para reponerte de la enfermedad". Lo que sabemos ahora, con absoluta certeza, es que el restringir el número de calorías mejora la vida. Algunos investigadores también consideran que la restricción de calorías está claramente ligada a la prevención del cáncer.

No hay que ir a laboratorios científicos para entender que entre más comida le demos a nuestro cuerpo, más trabajo tendrán todos nuestros órganos.

Lo anterior se multiplica aún más y se convierte en una espiral que nunca termina, pues al dar al cuerpo más alimento de lo que es necesario, esas calorías se convierten en grasa que el cuerpo almacena. Por supuesto, entre más grasa, más peso, y entre más peso, más trabajo para el cuerpo, en una espiral mediante la cual todo se deteriora.

Claro que, como suele suceder, es más fácil decir: "no se debe comer en exceso", que hacerlo. No obstante es posible, aun cuando parezca complejo, sobre todo en términos de cantidad y calidad, concepto este último que revisaremos en los siguientes capítulos.

En cuanto a la cantidad, es cuestión de ir reduciendo, paso a paso, la cantidad de comida hasta encontrar el punto óptimo, aquel donde el cuerpo se siente cómodo, sin sobrecargas.

La población de Okinawa, en Japón, una de las más longevas del planeta y con mejor salud, cuyas características dietéticas mencionamos antes, tiene también un principio de alimentación que consiste en solo comer hasta llenarse en un 80%. ¿Pero cómo se puede saber eso? Pues de nuevo es cuestión de saber escuchar las señales que nos envía el cuerpo, sobre todo cuando comemos. Los párrafos siguientes intentan dar diversas pistas sobre cómo "medir" el grado de llenura, o dicho de otra manera, de cómo oír las recomendaciones del cuerpo.

Muchas personas comen sin prestar ninguna atención al acto de comer y no terminan hasta que el plato esté vacío, o hasta que se acabe el programa de televisión o hasta donde se lo permita el dinero, pero no en el momento de estar en verdad satisfechos.

Por eso en este asunto de no comer en exceso, vital para mantener un peso estable, hay que entender qué son el hambre y la saciedad.

El hambre es una sensación que nos hace querer comer. Está en parte controlada por una región de nuestro cerebro llamada hipotálamo, los niveles de azúcar en la sangre, el estado de nuestro estómago e intestinos (si están llenos o vacíos) y algunos niveles de hormonas.

La llenura o *saciedad* es una sensación de satisfacción. Unos nervios especiales de nuestro estómago envían señales al cerebro avisando que el estómago está lleno. Un alto nivel de azúcar en sangre, la actividad de nuestro hipotálamo y la presencia de comida en los intestinos dan esa sensación de llenura.

El apetito es un deseo o interés por la comida. Está relacionado con la vista, el olfato o pensamientos acerca de los alimentos. El apetito puede invalidar el hambre o la llenura, como cuando se sigue comiendo a pesar de sentir llenura o cuando incluso teniendo hambre no se quiere comer, lo cual le sucede mucho al enfermo o a quien enfrenta situaciones de alto estrés.

Nuestra naturaleza sabe bien cómo manejar las señales de hambre. Los bebés siguen las señales del cuerpo de manera natural. Un bebé llora o se queja cuando tiene hambre y deja de comer cuando está satisfecho. Infortunadamente al crecer nos desconectamos de esa sabiduría natural y se atraviesan distracciones de todo tipo:

- La mayoría de nosotros tiene a su disposición comida en tiendas, supermercados, máquinas expendedoras, cafeterías, restaurantes de comidas rápidas, etcétera. Entre este mar de posibilidades es difícil no poner atención al asedio del comercio que en cada esquina dice: "come".

- Muchas veces nos saltamos una comida y en la siguiente comemos mucho más de lo necesario.

- Hay quienes acostumbran comer mientras ven televisión, leyendo o en frente del computador. Esto, por supuesto, interrumpe la conexión con las señales de saciedad y se sobrepasan por mucho los niveles de ese 80%.

- Algunos comen tan rápido que ni siquiera saborean la comida o reparan en que están llenos. Las señales que anuncian la llenura desde el estómago al cerebro tardan en llegar unos veinte minutos, por lo que es muy importante comer despacio, saboreando, masticando completamente y disfrutando la comida.

- El estrés y otras situaciones de componente emocional pueden llevar a que se coma sin hambre, buscando más bien una zona de confort y relajación.

- El mundo de hoy nos embiste con enormes porciones de comida. Dobles y triples tamaños están a la orden del día. Y entre más grandes sean las porciones ofrecidas, más comida terminaremos ingiriendo. Por supuesto, el servir cantidades pequeñas ayudará a comer menos y controlar mejor. Hay que evitar los restaurantes con porciones gigantes o las ofertas de tres por dos y similares, que exceden las reales necesidades del comensal.

○ Muchos de los aditivos que la industria agrega a los alimentos generan sensación de hambre haciendo que aumente el deseo de comer sin que haya una causa real.

Por supuesto con el tiempo se va perdiendo la habilidad natural de escuchar y obedecer las señales del cuerpo y solo queda entonces trabajar por recuperarlas para controlar el peso y mantenerse comiendo lo justo. Las señales siguen allí y se pueden volver a oír.

Un método que puede ayudar es escribir cuánto se come al día. Llevar un diario de comida permite registrar durante algunas semanas no solo lo que se consume sino lo que se estaba haciendo antes y después de cada comida, así como sensaciones en torno a la comida. Usando la siguiente "escala de hambre" será posible registrar parámetros y obtener una valiosa información sobre el comportamiento y la relación de cada uno con la comida.

1. "Muerto de hambre", débil, mareado.
2. Hambriento, bajo de energía, irritable; muchos ruidos en el estómago.
3. Bastante hambre; algo de ruidos en el estómago.
4. Empezando a tener hambre.
5. Satisfecho, ni lleno ni con hambre.
6. Levemente lleno, confortablemente lleno.
7. Un poco incómodo por la llenura.
8. Inflado, muy lleno.
9. Muy incómodo, dolor de estómago.
10. Demasiado lleno, malestar intestinal.

Para comer de manera natural, como lo haría un bebé, se debería comer cuando el nivel de hambre esté entre los niveles 3 y 4. No se debe esperar a llegar a los niveles 1 o 2, mientras sea posible, pues esto llevará a comer más de la cuenta.

Al sentarse a comer hay que pensar en cuánta hambre se tiene y recordar siempre hacerlo despacio para reconocer más fácilmente el estado de llenura. Si se siente menos hambre de la habitual, lo aconsejable es hacer un esfuerzo consciente para comer menos. Se debe parar de comer en el momento de llegar a los niveles 5 o 6. .

Tras haberse comido un cuarto de los alimentos que tiene al frente haga una pausa y revise su nivel de hambre. Si decide que todavía tiene hambre, pare de nuevo cuando llegue a la mitad y pregúntese en qué nivel se encuentra ahora. Olvide lo que ha escuchado sobre dejar el plato limpio. Se debe aprender a parar a tiempo, es decir, a escuchar las señales. Cuando ajuste su nivel personal irá disminuyendo también las cantidades que se sirve y así además evitará el desperdicio.

Comer de más afecta no solo a las personas obesas o con sobrepeso, afecta a todo el mundo. Si una persona es flaca pero come demasiado, también está sobrecargando todo sus órganos y recortando su vida.

No importa si el metabolismo es rápido o lento, lo que importa es que su cuerpo está trabajando en exceso.

La fibra, un secreto para adelgazar

Al hablar de llenar el estómago hay un elemento que hace la diferencia a favor de comer menos calorías y, en consecuencia, adelgazar. Este elemento es la fibra alimenticia. Nuestro estómago está en capacidad de almacenar cerca de un litro de comida, por lo que si se llena con alimentos ricos en fibra se alcanzará con facilidad la sensación de saciedad con muy pocas calorías. ¿Y cuáles son los alimentos que tienen mucha fibra y pocas calorías? Las frutas y las verduras. Los vegetales verdes, las frutas frescas y las legumbres son las ganadoras. Como se puede comprobar en el Cuadro 9, ninguna otra clase de alimento siquiera se acerca a los vegetales en contenido de fibra. En particular las verduras

Cuadro 9. Tasas calóricas de algunos alimentos

	Calorías por libras	Calorías por litro	Fibra (gramos) por libra
Aceites	3900	7700	0
Papas fritas	2600	3000	0
Queso	2000	3000	0
Pan blanco	1300	1500	0
Pollo y pavo (carne blanca)	900	1600	0
Pescado	800	1400	0
Huevos	700	1350	0
Cereales integrales (trigo y arroz)	600	1000	3
Vegetales con almidón (papas y maíz)	350	600	4
Frijoles	350	500	5
Frutas	250	300	9
Verduras verdes	100	200	5

Fuente: *Eat to live*, Joel Furhman, Little, Brown & Co.

verdes son tan increíblemente bajas en calorías y ricas en fibra que, entre más se consuman, más peso se perderá. Son uno de los pocos alimentos que no hace falta controlar, se pueden consumir sin límite alguno.

Si el primer plato o una parte principal de la comida consiste en una buena ensalada o unas verduras apenas cocidas, el estómago tendrá ya tanta fibra que obtendrá una sensación de saciedad más rápida, con lo cual se deseará comer menos de otras cosas y se habrá dado al cuerpo no solo muy pocas calorías sino los alimentos con mayor poder nutricional que existen. Esto ayudará sin duda a rebajar de peso.

La costumbre de hacer del primer plato una ensalada con vegetales frescos es uno de los hábitos más sencillos de incorporar y una fuente maravillosa de beneficios.

Si se analiza por ejemplo un plato de comida tradicional china, laosiana, tailandesa o vietnamita se encontrará que su composición principal son las verduras. Siempre se verán plantas verdes, en buena parte crudas, y otros vegetales en todos sus platos. No extraña para nada ver sus cuerpos delgados y refrendar con estas cifras que tienen una salud sorprendente, muy por encima de la de los países occidentales.

Para reconectarse con las señales se debe prestar toda la atención a la comida, mirar cada bocado, revisar a qué sabe y atender la reacción del cuerpo con cada cosa, así como a la calidad y la cantidad de lo que se está consumiendo. No se debe comer mirando televisión o al frente del computador. No se debe leer mientras se come. Una vez se logra hacer conciencia en la comida se tendrá abierto el camino hacia la buena comunicación con las señales que el cuerpo da.

CAPÍTULO 4

Reducir o eliminar

Lo que NO se debería comer

Veamos en detalle qué partes de la dieta actual deberíamos reducir o eliminar si queremos que nuestra salud prospere.

A continuación describo las sustancias y alimentos que considero comportan los mayores riesgos para la salud. Es necesario describir en detalle muchos de ellos puesto que la avalancha de información y publicidad a su favor es inmensa, al contrario de lo que sucede con la enorme cantidad de estudios científicos de relevancia que existen en su contra y no se hacen públicos o se enmascaran, en buena medida por el interés de la industria alimenticia que manipula a su antojo la información y a muchos medios de comunicación.

Vale la pena conocer esta otra versión y ver con ojos críticos lo que está pasando a nuestro alrededor, con el único propósito de cambiar de hábitos, y con ellos, mejorar nuestra salud y la de nuestras familias. El hacerlo en familia irá produciendo un efecto que poco a poco abarcará pueblos, ciudades y países para, finalmente, cambiar la salud del planeta entero.

Algunos temas pueden parecer complejos pero no se trata de entender toda la base científica en profundidad sino de conocer la otra cara de la moneda para tomar partido con verdadero conocimiento de causa y no solo con la información que nos bombardea la gran industria a través de sus poderosos medios publicitarios.

El azúcar y los edulcorantes artificiales

Podría escribir un libro solo dedicado a la incidencia del azúcar en nuestra salud y de hecho existen varios que tratan este asunto, pero recomiendo especialmente *Suicide by sugar*,[28] escrito por los investigadores Nancy Appleton (PhD) y G. N. Jacobs, donde se explica en detalle lo que le ocurre a nuestro cuerpo con el consumo de azúcar.

He mencionado en el Capítulo 2 cómo el azúcar, en todas sus formas, ha invadido la vida diaria de los países occidentales, en particular y de manera exagerada en los países de América. Los números hablan por sí solos: 30 cucharaditas de azúcar al día en promedio. Nuestro mundo gira alrededor del azúcar: jugos, yogures, helados, chocolates, gaseosas, panes, galletas, salsas y postres de todo tipo. Es más que evidente que la proliferación exponencial de la diabetes en este continente es resultado del absurdo consumo al que hemos llegado. No solo se consume azúcar en casi todos los productos industriales de alimentación sino que hasta los regalos y recompensas que les damos a los niños son, generalmente, azúcar. "Si te portas bien te daré un helado"; "si te comes todo te daré postre"; los eventos familiares siempre están cargados de azúcar: tartas, bizcochos, caramelos y postres constituyen parte de la oferta de atenciones sociales. Como paradoja, el llamado día de los niños los inundamos de azúcar en todas sus formas. No extraña que días después del *Halloween* sean los de mayor cantidad de gripes y fiebres del año.

Entre los adultos de Norteamérica el culto al azúcar es también el pan de cada día, una absurda costumbre que se está

[28] Square One Publishers, N.Y., 2009.

expandiendo por el mundo, tocando sitios donde aún hoy no se consume y la gente vive sin ninguna necesidad de ella y con excelente salud, como el caso de Laos o la China rural. En estos países, como en la mayoría de Oriente, el consumo de azúcar es bajísimo. No se consumen gaseosas, ni postres azucarados; en sus comidas hay siempre té verde o agua caliente y sus postres son hechos de arroz, frijoles rojos y frutas sin azúcar y sin lácteos.

Me llamó mucho la atención, en una reciente visita a Laos, ver cómo al recorrer las villas rurales, los turistas occidentales llevaban de regalo a los niños nativos caramelos de todos los tamaños y sabores, un veneno que estos niños no conocen pues tienen la dieta más sana del mundo y, como ya he mencionado, la menor tasa de muertes por cáncer y enfermedades del corazón.

El azúcar es el invento de la industrialización alimentaria que más deteriora la salud de los seres humanos.

Cuando alguien me pregunta qué es lo más importante que puede hacer para mejorar su salud, respondo sin dudarlo: dejar el azúcar y los edulcorantes industriales, en todas sus formas.

Veamos por qué.

El azúcar blanca es sucrosa refinada o azúcar simple, producida mediante múltiples procesos químicos a partir del jugo de caña, maíz o remolacha, en un proceso que elimina toda la fibra, las proteínas y los minerales que componen cerca del 90% de la planta, dejando un producto desnaturalizado, lleno de calorías vacías y sin valor nutricional. Se necesitan seis metros de caña de azúcar para producir una taza de azúcar refinada. El azúcar refinada tiene muy poco que ver con la planta original luego de pasar por todos los procesos químicos y físicos de la refinación.

El azúcar refinada acaba, en términos de nutrientes, siendo solo sucrosa; el 99% de este "alimento" es sucrosa. No le quedan vitaminas, minerales, oligoelementos, fibra, agua, proteínas, grasa o nutriente alguno diferente a la pura sucrosa, que es el azúcar de nuestra sangre. Por eso se dice que el azúcar solo proporciona calorías vacías, sin más. En cambio sí nos deja todos los residuos químicos y toxinas derivadas de su manufactura industrial.

Si bien el azúcar blanca o refinada es la peor de todas, por los procesos químicos de blanqueamiento y desodorización a la que es sometida, el azúcar en todas sus formas es perjudicial para la salud. Ya sea blanca, morena, turbinada, o siropes, melazas o cualquier forma de edulcorantes concentrados como fructosa, dextrosa, maltosa, lactosa y dextrina. Nuestro cuerpo digiere y absorbe rápidamente estas fuentes concentradas de azúcares y de inmediato las convierte en ácidos grasos saturados y colesterol que se van acumulando bajo nuestra piel, en hígado, arterias y otros órganos.

Todos estos endulzantes tienen algo en común: son concentrados y están compuestos por azúcares simples (mono-sacáridos y di-sacáridos) que se asimilan de manera acelerada en nuestra sangre. Una vez absorbidos por la sangre, elevan el nivel de glucosa a niveles muy altos, condición conocida como hiperglicemia, uno de los síntomas de la diabetes.

Cuando el páncreas detecta estos elevados niveles de glucosa empieza a producir insulina para bajarlos ya que son un peligro para la vida. Pero esta alta producción de insulina por el páncreas no puede ser detenida de inmediato y entonces se crea, por acción de la insulina, una súbita caída del azúcar en sangre llamada hipoglicemia, cuyos síntomas son debilidad, depresión, pereza, insomnio, agresividad y pérdida de la conciencia.

Cuando los niveles de azúcar están muy bajos las glándulas suprarrenales movilizan reservas de glicógeno y estimulan la síntesis de glucosa de las proteínas y otras sustancias del cuerpo. Así mismo, cuando los niveles de azúcar en sangre están bajos por acción de la insulina, se activa el apetito para con una nueva comida inyectar una vez más azúcar al cuerpo, entrando así en un gravísimo círculo vicioso que genera obesidad y diabetes.

Una dieta rica en azúcares pondrá al páncreas y a las glándulas suprarrenales en un continuo sube y baja, sobrecargando absurdamente su funcionamiento. En cada vez más casos esta sobrecarga del páncreas resulta en diabetes, con las fatales consecuencias que esta enfermedad trae (ver el capítulo 1).

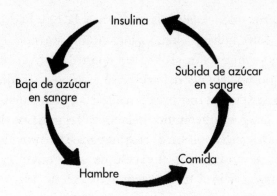

Por otro lado, si nuestro cuerpo no puede usar toda la grasa y el colesterol generados por los excesos de azúcar, debe vaciar este peso adicional así que lo deposita en las células del hígado, el corazón, las arterias, los tejidos grasos, riñones, músculos y otros órganos. Así comienza la degeneración por grasa.

Esta degeneración produce graves problemas de salud, de altísimo crecimiento en el mundo de hoy, como arterosclerosis, tumores, obesidad, enfermedades del corazón, algunas formas de diabetes y enfermedades del hígado y los riñones.

El azúcar inhibe, también, el funcionamiento del sistema inmunológico y por tanto incrementa los problemas derivados de un sistema de defensa débil desde las simples gripes, hasta cada vez más complejos problemas por alergias, infecciones, el sida y virus de todo tipo.

El azúcar incrementa la producción de adrenalina hasta cuatro veces, poniendo al cuerpo en un estado de emergencia permanente, con un estrés innecesario. Esta reacción de estrés incrementa la producción de colesterol y cortisona, siendo esta última un inhibidor del sistema inmune, con lo cual de nuevo se disminuye la producción de defensas.

Otro aspecto grave del consumo de azúcar es la forma como se roba las reservas de vitaminas y minerales del cuerpo ya que no posee los minerales y vitaminas requeridos para ser metabolizado, de manera que el cuerpo debe tomar esos minerales y vitaminas de huesos, tejidos y dientes.

El azúcar puede agotar las vitaminas B, C y D, además del calcio, fósforo, hierro, selenio, zinc, cromo, vanadio, boro, bismuto y otros minerales, claves para nuestro funcionamiento.

Cuando por cuenta del azúcar se pierden estas vitaminas y minerales, el cuerpo no puede realizar algunas funciones que los necesitan para operar: no metaboliza las grasas y el colesterol, no convierte el colesterol en bilis para ser removido a través de las heces, y no quema el exceso de grasa como calor o no soporta una actividad física mayor. Como resultado, los niveles de colesterol suben, el metabolismo se adormece, las grasas se queman lentamente, se cristalizan cálculos en el hígado, se siente pereza de hacer ejercicio y se aumenta de peso. Se inicia así el camino hacia el cáncer, la diabetes y las enfermedades del corazón.

El azúcar y la homeostasis del cuerpo

La homeostasis se refiere al balance de los sistemas electromagnéticos y químicos del cuerpo. Cuando estos sistemas se encuentran en balance, el cuerpo puede desempeñar perfectamente sus funciones internas necesarias para el crecimiento, su curación y para mantenernos con vida. La diferencia entre una persona enferma y una sana está en su homeostasis. Cuando el cuerpo no puede mantener este balance durante un determinado periodo de tiempo, enfermamos tanto por afecciones degenerativas como infecciosas. Las dos dependen de este delicado balance del cuerpo.

Varios factores afectan nuestra química y nos desbalancean todos los días, entre ellos, nuestra estructura genética, el estrés y el abuso en las comidas, pero el azúcar es uno de los principales factores de desequilibrio ya que afecta la mayoría de los sistemas que regulan la homeostasis.

Hay muchos sistemas en el cuerpo humano que regulan este balance: el sistema endocrino, que libera hormonas en la sangre, es el primer regulador. El páncreas, las glándulas suprarrenales,, el hipotálamo, la pituitaria, la tiroides, los testículos y ovarios, son todas glándulas de este complejo sistema que maneja la secreción de hormonas en la sangre y regula la homeostasis.

Hemos explicado cómo, al consumir azúcar, el páncreas se sobrecarga. Por ser parte del equipo endocrino de glándulas que actúan en conjunto, cuando el páncreas se sobrecarga las demás acuden en su ayuda para mantener el balance del cuerpo, razón por la cual hay tantas personas con desarreglos hormonales: hipoglicemia, diabetes, problemas de tiroides, agotamiento de las glándulas suprarrenales y problemas de menopausia crecientes.

Como si todo lo anterior fuera poco, el azúcar es uno de los mayores acidificantes del cuerpo. Al consumir azúcar, en cualquiera de sus formas, se acidifica el cuerpo. En los medios ácidos crecen los virus y las enfermedades degenerativas. Las células cancerígenas se desarrollan fácilmente en medios ácidos, y de hecho no pueden vivir en medios alcalinos. El azúcar es uno de los alimentos más peligrosos puesto que de su acidificación se alimentan un sinnúmero de microformas que crecen y minan la salud.

En capítulo posterior veremos la importancia vital del equilibrio del pH en nuestro cuerpo.

El azúcar también causa irritación, debilita las membranas mucosas y produce enfermedades inflamatorias del aparato respiratorio y digestivo. El azúcar está asociado también con problemas de demencia, siendo la enfermedad más común de esta categoría el Alzheimer.

El azúcar y todos los edulcorantes artificiales son pues, unos de los mayores enemigos de la salud. Para tener una dieta sana y sus beneficios de salud es imprescindible reducirlos o eliminarlos de nuestra dieta.

Para los casos de personas sin enfermedades degenerativas o autoinmunes los endulzantes se pueden sustituir, con la debida moderación, con algunas opciones menos dañinas como las frutas secas, el xylitol (endulzante natural de bajo poder calórico), o mejor aún la estevia en hojas (nunca en polvo blanco, que ha sido refinado y adicionado con químicos nocivos).

Los edulcorantes artificiales, también llamados sustitutos del azúcar, son sustancias que se usan en lugar de la sucrosa o azúcar de mesa. Los edulcorantes artificiales han sido regulados por la FDA en Estados Unidos a partir del año 1958 y después en muchos otros países por sus entidades gubernamentales. La FDA regula el uso de:

1. Aspartame. Vendido bajo las marcas Nutrasweet y Equal.
2. Sacarina, vendida bajo el nombre Sweet´N Low.
3. Sucralosa, vendida bajo la marca Splenda.
4. Acesulfame K, producido por Hoechst (compañía química alemana), usado en alimentos, bebidas y productos farmacéuticos en el mundo entero.
5. Neotame, producido por Nutrasweet, es la última incorporación a los edulcorantes aprobados por la FDA. Este se usa para endulzar gaseosas y alimentos bajos en calorías.

De acuerdo con el Instituto Nacional para el Cáncer de los Estados Unidos, no hay evidencia clara de que los edulcorantes artificiales en el mercado estén relacionados con el cáncer en humanos. No obstante, existen numerosos estudios hechos con ratas de laboratorio que vinculan el consumo del aspartame y la sacarina con el cáncer, incluyendo un estudio de siete años hecho por una entidad de investigación oncológica sin ánimo de lucro en Italia.[29]

Según varios estudios publicados, en particular por Anne-Marie Colbin, Ph.D., experta y líder mundial en el área de la salud natural, se debe tener especial cuidado con el aspartame ya que contiene fenil-anilina (50%), ácido aspártico (40%) y metanol (10%), tres reconocidos neurotóxicos. Cada bebida dietética incluye, en casi todos los casos, estos tres tóxicos que afectan directo el cerebro.[30]

---

[29] "Lowdown on Sweet?", publicado en el New York Times en febrero 12 de 2006.

[30] http://www.foodandhealing.com/articles/article-aspartame.htm

Los edulcorantes artificiales, tanto como el azúcar, se descomponen en perniciosos ácidos en el cuerpo. Por ejemplo, al tomar aspartame, uno de sus ingredientes, el metanol o alcohol metílico, se convierte en formaldehído, un neurotóxico letal y conocido carcinógeno, listado como inductor de cáncer en el reporte del programa nacional de toxicología de los Estados Unidos, por causar cáncer de garganta, nariz y en la sangre, además de un largo listado de problemas de salud como convulsiones, náuseas, vértigo y diarrea. Luego se convierte en ácido fórmico, otro compuesto cuyos efectos tóxicos en unión al formaldehído se asocian a daño del nervio óptico causando ceguera, daño renal y alergias de la piel.

Un gran rango de síntomas pueden ser causados por los edulcorantes artificiales, incluidos dolores de cabeza, migrañas, mareos, vértigo, depresiones, irritabilidad, palpitaciones, insomnio, problemas de visión, pérdida de cabello, pérdida auditiva, espasmos musculares, dolor en las articulaciones, sobrepeso, problemas respiratorios y pérdida del gusto, entre otros.

Los edulcorantes también pueden desencadenar o empeorar la artritis, fatiga crónica, diabetes, fibromialgia, defectos de nacimiento, retardo mental, desórdenes de tiroides, linfomas y epilepsia.

Por fortuna, la mayoría de las veces los síntomas desaparecen cuando se descontinúa el uso de estos productos de la industria química moderna.

Hay otros síntomas que por el contrario no desaparecen. Según confirma el Dr. Mark Hyman, un destacado experto en nutrición del mundo, con base en el estudio publicado en el *Journal of Behavioral Neuroscience*,[31] los edulcorantes artificiales causan obesidad. El doctor Hyman encontró lo siguiente:

1. El dramático incremento en la cantidad de comida ingerida por los animales alimentados con edulcorantes

---

[31] http://drhyman.com/blog/conditions/artificial-sweeteners-could-be-sabotaging-your-diet/

contra los alimentados con azúcar normal indica que los edulcorantes artificiales incrementan el apetito y por tanto se come más.

2. Los alimentados con edulcorantes ganaron bastante más peso y aumentaron su grasa corporal.

3. Al alimentarse con edulcorantes la temperatura del cuerpo baja sustancialmente, lo cual indica una disminución del metabolismo.

No todas las calorías son iguales. Es algo que en la ciencia nutricional es cada vez más evidente. De forma paradójica, los edulcorantes que prometen no engordar causan justo lo contrario.

El cerebro sabe con exactitud cuando el cuerpo está listo para recibir comida. Desde antes de empezar a comer sabe que va a recibir alimentos y prepara el tracto intestinal, mejora la eficiencia para absorber los nutrientes y minimiza el impacto del alimento en el sistema hormonal y en el incremento de peso. Así se regulan el balance energético, el metabolismo, el peso, la quema de calorías y otras funciones. Cualquier sabor dulce le dice al cuerpo que vienen muchas calorías y dispara un conjunto de respuestas hormonales y metabólicas en preparación para recibir este dulce.

Esta investigación cambia el punto de vista, tan extendido, respecto a que tomar bebidas o alimentos endulzados artificialmente ayuda a rebajar peso. En realidad no son productos de dieta sino productos que engordan.

Si se analizan algunas estadísticas de Estados Unidos, por ejemplo, veremos que el número de personas que consumen endulzantes artificiales pasó de 70 millones a 160 entre los años 1987 y 2000. En el mismo periodo de tiempo la obesidad se dobló pasando de 15% a 30% y el número de personas con sobrepeso ha crecido aún más, pasando de 30% a 65%. Dos de cada tres personas tienen sobrepeso y la población en donde más crece la obesidad es en los niños.

Con los endulzantes artificiales pasa lo mismo que con la moda del "bajo en grasa". Dado que la publicidad nos dice que no tiene calorías o que no tiene grasa, nos sentimos con libertad de beber o comer más. Es un hecho que, desde la existencia de estos productos en el mercado, se come más, se bebe más y por supuesto se engorda más.

No se deberían consumir ningún tipo de edulcorante y vale la pena leer bien las etiquetas de los productos para así evitarlos. Todas las bebidas gaseosas dietéticas y la mayoría de los productos etiquetados como *"light"* o de dieta están endulzados con estos productos artificiales. No sirven para adelgazar sino para engordar.

Aprender a disfrutar de nuevo de un jugo de fruta en su sabor natural, a beber una infusión o un té con su verdadero sabor, sin adicionarle cucharadas de azúcar, recuperar los sabores naturales, es sencillo y se disfruta más al descubrir sensaciones y sabores que el azúcar esconde, con el inmenso beneficio de recuperar o mantener la salud.

Si se tiene por costumbre consumir mucha azúcar se puede empezar reduciendo las cantidades a la mitad, y luego de unas semanas se puede reducir de nuevo a la mitad, hasta llegar a cero. Se puede dejar el azúcar únicamente para ocasiones especiales y en bajas cantidades. El mismo cuerpo irá indicando el camino si se aprende a oírlo.

Bebidas gaseosas y energizantes

Lo dicho: las gaseosas están saturadas de azúcar. Una lata de 12 oz o 355 ml contiene 39 gramos de azúcar, equivalentes a diez cubos de azúcar refinada. Las que no llevan azúcar contienen los perniciosos edulcorantes artificiales.

Tomar gaseosas es comprar el tiquete para conseguir obesidad, y por ahí derecho correr el riesgo de tener una enfermedad degenerativa y quizá una muerte prematura. El secreto es no dejarse alienar por la publicidad. No necesitamos gaseosas frías para ser felices, todo lo contrario, debemos dejar de beberlas para tener una vida energética y saludable.

Incluso hay quienes terminan en una especie de esclavitud, y casi sin darse cuenta. Son numerosas las sustancias químicas adictivas adicionadas a estas bebidas, y si a eso se suman las campañas publicitarias es factible que, aunque suene muy fuerte, se vuelven como drogas que tienen adictos.

Eliminar las bebidas gaseosas es un paso gigantesco en el camino que llevará poco a poco a dejar el azúcar y los edulcorantes químicos.

Las llamadas bebidas energizantes son otro invento de la industria moderna del cual hay que alejarse por completo. Los efectos de estos cócteles de cafeína y azúcar son devastadores. En ellos se reúne todo lo malo. Por un lado son bebidas que ponen al cuerpo en una inmediata situación de emergencia, dado que es así como se percibe la aparente energía adicional que producen las sustancias químicas de estas bebidas. Lo que nunca nos dicen es lo que viene detrás. A ellos se aplica de manera exponencial lo dicho sobre las bebidas gaseosas y el azúcar, con el agravante de introducir dosis elevadas de cafeína, con malignas consecuencias para la vida, que explico más adelante en este mismo capítulo. Varios países, entre ellos Francia, Dinamarca y Noruega, han prohibido la venta de estas bebidas en sus territorios por los riesgos que representan para la salud, como por ejemplo:

Aumento de la frecuencia cardiaca. La universidad de John Hopkins reporta que en un análisis entre sus estudiantes, el 51% consume al menos una bebida energizante a la semana y el 19% de ellos ha manifestado tener palpitaciones cardiacas como consecuencia de su consumo. Aunque la cafeína de estas bebidas da la sensación a quien la consume de estar más alerta y enérgico, la realidad es que solo dormir bien recupera y energiza el cuerpo.

Aumento del riesgo de ataque al corazón o infarto. Un estudio hecho en Australia por el centro para la investigación cardiovascular del hospital Adelaide concluyó que una sola lata de Red Bull puede incrementar la viscosidad de la sangre hasta niveles significativos de coagulación. Los coágulos en sangre son uno de los precursores más significativos de los problemas cardiacos referidos. La taurina, uno de los principales ingredientes del Red Bull, puede también dilatar los vasos sanguíneos alrededor del corazón. Este incremento en la vasodilatación puede aumentar la carga cardiaca.[32]

Peligrosa mezcla con alcohol. Estas bebidas pueden resultar literalmente fatales cuando se combinan con alcohol. El Dr. Steve Clarke, director del centro para el abuso y la prevención de alcoholismo de la universidad de Virginia Tech., encontró que la combinación de bebidas energizantes con los efectos depresivos del alcohol puede causar problemas cardiacos.

Se han conocido casos recientes de jóvenes que han muerto por esta combinación. Muchas de estas bebidas energéticas se beben en ambientes de fiesta y esta mezcla puede tener consecuencias irreversibles.[33]

Cereales refinados

Al refinar los granos de los cereales se les quita el salvado que recubre y protege la parte interior y que contiene importante fibra, vitaminas B y oligoelementos. También se remueve el germen que es la fuente de nutrición de la semilla y contiene vitaminas B, vitamina E y otros oligoelementos vitales.

Por supuesto, eso hace que después de eliminar todos estos nutrientes básicos, al final quede solo el almidón puro que contiene carbohidratos simples, una cantidad insignificante de proteína y alguna cantidad de vitamina B.

La naturaleza nos ha dado en los granos integrales alimentos que contienen todo lo necesario para su correcta metabolización y que así nos aportan todo su valor nutricional. Sin embargo, con

[32] Alexander B. Cohn, Red Bull May Hike Heart Attack Risk, The Harvard Crimson, sept. 16, 2008.

[33] http://www.livestrong.com/article/303847-sugar-free-red-bull-side-effects/#ixzz2IzKNB1QN

el propósito de aumentar su vida útil y poder almacenarlos por largos periodos, la industria les elimina gran parte de los minerales, vitaminas y oligoelementos que los constituyen. Al hacer esto, los cereales se convierten en un carbohidrato simple, que está compuesto de azúcares. Dado que la digestión de estos azúcares. es tan rápida y estos cereales una vez refinados no tienen los minerales de balance necesarios para la digestión, la sangre se vuelve muy ácida (ver el capítulo 6). El súbito incremento de azúcar que producen los cereales recarga el páncreas y a su vez se convierte en una fuerte bajada energética al entrar en acción la insulina. Estas montañas rusas de energía afectan el páncreas, así como la capacidad de pensar y de concentración, las emociones, la determinación y hasta la capacidad de luchar para alcanzar una meta cualquiera.

Al igual que el azúcar, las harinas refinadas son calorías vacías pues la mayor parte de los nutrientes se han removido en el proceso de blanqueamiento. Ninguna harina integral verdadera será blanca, así como el jugo de caña, de donde proviene el azúcar, está lejos de ser blanco. En su forma natural los colores blancos no existen en estos alimentos, se obtienen a base de blanqueadores y procesos químicos.

Los granos, panes y productos de harina pueden deteriorar el sistema digestivo y alimentarlo de bacterias patógenas y hongos. Las harinas producen mucosidades que se pegan a las paredes intestinales. Dado que se les ha removido toda su fibra se mueven muy lentamente por el tracto intestinal y se van pegando a sus paredes donde se forman mucosidades que albergan todo clase de virus, microformas, hongos y bacterias patógenas.

Estos productos son también deshidratantes, además de causar constipación (otra de las enfermedades comunes modernas, derivada de la falta de fibra en la dieta) contribuyen a la formación de un ambiente tóxico.

Y también, como el azúcar, son en extremo acidificantes. A los elementos patógenos, como hongos, virus y parásitos, les encanta vivir allí. Si se sufre de candidiasis o alguna otra infección de hongos, vale la pena intentar una dieta sin estas harinas.

Se cree que ocho de cada diez personas en los países de Occidente sufren de algún tipo de infección causada por hongos, por lo cual el tema de las harinas refinadas nos atañe a casi todos.

Otro problema derivado de las harinas es el gluten. Hay una gran cantidad de personas intolerantes al gluten en el mundo, aun cuando muchas veces no se llega a detectar. La intolerancia al gluten (enfermedad celiaca) causa un sinnúmero de problemas, como diarreas, vómitos, flatulencia, falta de apetito, carencia de energía o irritabilidad después de comer, pérdida de peso, retraso de crecimiento en niños, anemia, hipoplasia (pérdida del esmalte dental) y con menor frecuencia, problemas neurológicos, psiquiátricos y osteoporosis.

Hoy en día la mayoría de los productos refinados de harina se hacen con harina de trigo, la cual se debe evitar, así como las de otras harinas que contienen gluten, sean refinadas o integrales. El centeno, la cebada y en menor cantidad la espelta, también contienen gluten.

Por fortuna en la naturaleza contamos con alternativas como el trigo sarraceno (que en realidad no tiene nada que se le parezca al trigo, salvo el nombre) el mijo, la quínoa, el amaranto y el arroz integral, que son cereales maravillosos y sin los problemas del gluten y del trigo y sus respectivas harinas. En el capítulo 7 se revisan estos granos en detalle.

El mayor consumo de harinas refinadas y blanqueadas se hace en los países occidentales a través del pan blanco, pastas, pizzas, galletas y postres. Casi no hay comida en nuestros países que no contenga alguna de estas harinas, que solo aportan calorías vacías.

Muchos tenemos un arraigo fuerte a estos productos, y de hecho hay personas que consideran que una comida sin pan no es comida. Si le cuesta dejar el pan puede hacer una transición consumiendo pan integral, y mejor si se trata de harinas sin gluten, y lo mismo puede hacerse con la masa de pizza y con las pastas, reemplazándolas por pastas de arroz, quínoa, trigo sarraceno y papa, entre otras. Los resultados son sorprendentes pues se logra un producto de características sensoriales muy parecidas pero que sí es un verdadero alimento.

Poco a poco se podrán dejar a un lado las viejas costumbres, reemplazándolas por alimentos sanos.

Lácteos

Tal vez el alimento más sobrevalorado de nuestra era industrial es la leche, valoración que no se corresponde para nada con la realidad.

Y es que detrás de esta sobrevaloración se encuentra una poderosa industria interesada es que consumamos sus productos. No queda espacio publicitario donde no haya anuncios sobre productos lácteos que anuncian sus supuestas virtudes.

Lo cierto es que, contrario lo que se cree, o nos han hecho creer, y con base en los más importantes estudios científicos sobre nutrición realizados a la fecha, las conclusiones son que la leche y sus derivados nos enferman y están entre las principales causas de la epidemia de enfermedades degenerativas y autoinmunes que vivimos.

Los humanos somos la única especie que habita este planeta que bebe leche después del destete y peor aún, que bebe leche de una especie diferente a la suya.

La leche es un alimento extraordinario para el crecimiento de un recién nacido. Un ternero duplica su peso en apenas dos meses solo bebiendo leche, y es claro que es un alimento destinado para esta etapa de la vida. No obstante, después del destete, las vacas y los demás animales mamíferos cambian su alimentación y jamás vuelven a consumirla.

Las conclusiones acerca de la leche de *El estudio de China*, del Dr. T. Collin Campbell y su equipo compuesto por prestigiosas universidades (Oxford, Cornell y China), son contundentes. Tras largos años de pruebas con la caseína (proteína de la leche) en ratas concluyeron: "No debe haber duda: la proteína de la leche de vaca es un excepcionalmente potente promotor del cáncer" y agregan:"La proteína de la leche es quizá la sustancia cancerígena mayor a la que estamos expuestos los seres humanos".

En el estudio se demuestra cómo las dietas altas en proteína animal inducen el cáncer, en especial la proteína de la leche. La caseína también aumenta el riesgo de contraer enfermedades degenerativas y autoinmunes de manera muy importante.

Quien quiera profundizar en la ciencia detrás de la nutrición puede consultar este estudio científico, el más importante hecho y publicado a la fecha.

Y se hace necesario mencionar aquí, de nuevo, que el país del mundo con menores tasas de cáncer y enfermedades del corazón es Laos, donde no se consume ningún producto lácteo. Las vacas pastan en sus campos sin que a nadie se le ocurra ordeñarlas. No parece que sea pues una coincidencia que en dicho país la gente no muera de cáncer o infartos (tan solo el 4% de su población, sumando cáncer e infartos). Su dieta, entre otras cosas importantes como el altísimo consumo de verduras, muchas de ellas crudas, excluye por completo los productos derivados de la leche. Y lo mismo sucede con la dieta tradicional China y su salud excepcional; no hay productos lácteos de ningún tipo en su dieta.

El Dr. Campbell concluye que existe un patrón: "Los nutrientes de las proteínas animales incrementan el desarrollo de los tumores mientras que los nutrientes de las plantas lo disminuyen". No solo la proteína animal excesiva, y en particular la leche, incrementan el desarrollo de los tumores cancerígenos una vez iniciados sino que, cuando nos alimentamos con plantas, el crecimiento de los tumores se reversa.

Veamos otras razones, con soporte científico, para considerar el dejar los lácteos.

Osteoporosis. La leche se anuncia como la panacea para prevenir la osteoporosis, no obstante las investigaciones clínicas muestran lo contrario. El Harvard Nurse's Health Study,[34] que

---

[34] D. Feskanich, W.C. Willet, M.J. Stampfer, G.A. Colditz, "Milk, dietary calcium, and bone fractures in women: a 12-year prospective study", Am J Public Health, 1997; 87: 992-7.

estudió durante doce años los hábitos alimenticios y la salud de 75.000 enfermeras, demostró que no existe ningún factor protector contra las fracturas de cadera (uno de los problemas más delicados de la osteoporosis) al incrementar el consumo de leche. De hecho, el aumento de calcio proveniente de los productos lácteos fue asociado a un mayor riesgo de fracturas. Tres estudios más demuestran los mismos resultados.[35]

Es posible reducir el riesgo de osteoporosis disminuyendo el consumo de sodio y de proteína animal, aumentando la ingesta de verduras y frutas, haciendo ejercicio físico y asegurando un aporte de calcio adecuado comiendo hojas verdes y leguminosas.

Enfermedades cardiovasculares. Los productos lácteos, incluidos el queso, los helados, la mantequilla, la leche y los yogures, aportan cantidades significativas de colesterol y grasa saturada a la dieta. Está comprobado que las dietas altas en grasas saturadas y colesterol incrementan el riesgo de enfermedades crónicas y en particular de las enfermedades del corazón.

Los productos lácteos bajos en grasa o deslactosados mantienen los demás riesgos ya mencionados de los lácteos y por lo tanto tampoco son una alternativa saludable.

Una dieta basada en plantas y baja en grasa, que elimine los productos derivados de la leche, en combinación con el ejercicio, una vida libre de tabaco y con un buen manejo del estrés puede no solo prevenir las enfermedades del corazón sino también revertirlas.

Cáncer. Además de las concluyentes pruebas de *El estudio de China* sobre la naturaleza creadora de cáncer de la proteína de

---

[35] R. G. Cumming, R. J. Klineberg, "Case-control study of risk factors for hip fractures in the elderly", Am J Epidemiol, 1994; 139: 493-505.

Z. Huang, J.H. Himes, P.G. McGovern, "Nutrition and subsequent hip fracture risk among a national cohort of white women", Am J Epidemiol, 1996; 144: 124-34.

S.R. Cummings, M.C. Nevitt, W.S. Browner, et al, "Risk factors for hip fracture in white women", N Engl J Med, 1995; 332: 767-73.

la leche, varios otros estudios de trascendencia han concluido que el consumo de productos lácteos está ligando al cáncer, como por ejemplo el de ovarios.[36]

Así mismo, los cánceres de próstata y pecho han sido asociados al consumo de leche y productos derivados, presumiblemente relacionados con el incremento del compuesto llamado "factor de crecimiento insulínico 1" (IGF-1). Este compuesto, que se encuentra en la leche de vaca, se ha demostrado que incrementa los niveles en sangre de las personas que consumen estos productos de una forma regular. Un reciente estudio encontró que los hombres cuya sangre tiene niveles altos de IGF-1 tienen cuatro veces más riesgos de tener cáncer de próstata que los demás.[37]

Diabetes. La diabetes insulino-dependiente (Tipo I) está asociada al consumo de productos derivados de la leche. Varios estudios epidemiológicos de diferentes países muestran una fuerte correlación entre el consumo de lácteos y la incidencia de diabetes Tipo I.[38]

Estas investigaciones han encontrado que una proteína específica de la leche enciende una reacción autoinmune del cuerpo, la cual se cree responsable de destruir las células del páncreas que producen la insulina.

Intolerancia a la lactosa. La intolerancia al azúcar de la leche (lactosa) es muy común en el mundo. Cerca del 95% de los asiáticos, 74% de los estadounidenses nativos, 70% de los afroamericanos,

---

[36] D.W. Cramer, B.L. Harlow, W.C. Willet, "Galactose consumption and metabolism in relation to the risk of ovarian cancer", Lancet, 1989; 2, pp. 66-71.

[37] J.M. Chan, M.J. Stampfer, E. Giovannucci, et al, "Plasma insulin-like growth factor-1 and prostate cancer risk: a prospective study", Science, 1998; 279, pp. 563-5.

[38] F.W. Scott, "Cow milk and insulin-dependent diabetes mellitus: is there a relationship?", Am J Clin Nutr, 1990; 51, pp. 489-91.

J. Karjalainen, J.M. Martin, M. Knip, et al, "A bovine albumin peptide as a possible trigger of insulin-dependent diabetes mellitus", N Engl J Med, 1992; 327, pp. 302-7.

53% de los mexicanos y 15% de los caucásicos son intolerantes a la lactosa. En estas personas el organismo produce poca o ninguna cantidad de la enzima lactasa, sin la cual es imposible metabolizar la lactosa.

Los síntomas de intolerancia incluyen molestias gastrointestinales, diarrea y flatulencia.

Mucosidades. Hay numerosos estudios sobre la incidencia del consumo de lácteos en la generación de mucosidades, y entre ellos destacan los llevados a cabo por los doctores Frank Oski y Michael Klaper. Una reacción común a la invasión de proteína de leche de vaca de nuestro sistema inmunológico es la salida de moco por las membranas de la nariz y garganta. El flujo constante de moco puede provocar congestión nasal, dolor de garganta, sinusitis, bronquitis e infecciones en el oído. Así mismo, estas mucosidades son caldo de cultivo para virus e infecciones de todo tipo.

La mayoría de las personas pasan su vida sin saber que estas molestias permanentes son fruto del consumo de lácteos. Si, como la gran mayoría, bebe o come derivados de la leche regularmente y presenta estos síntomas, déjelos por dos o tres semanas y podrá experimentar un sustancial cambio en su salud.

Enzimas. Las preciadas enzimas, sin las cuales la vida no se puede sostener, se destruyen durante la pasterización y el proceso de homogenización convierte la grasa de la leche en una sustancia grasosa oxidada con su destructiva carga de radicales libres.

El renombrado doctor japonés Hiromi Shinya afirma: "En cierto sentido, la leche es el peor tipo de alimento… la verdad es que no hay un alimento más difícil de digerir que la leche".

Contaminantes. Hormonas sintéticas como la hormona de crecimiento bovino (rBGH) son utilizadas en las vacas lecheras para incrementar la producción de leche. Dado que tales vacas terminan produciendo mucha más leche de lo que la naturaleza ha dispuesto, enferman y se genera mastitis (inflamación de las glándulas mamarias). Para combatir esta enfermedad se utilizan antibióticos de varios tipos. Parte de estas hormonas y antibióticos se han encontrado en muestras de leche y productos derivados, así como también pesticidas y otras drogas que se utilizan en la crianza de estos animales.

Otros problemas de salud para infantes y niños. La proteína de la leche (caseína), el azúcar de la leche (lactosa) y su grasa saturada pueden poner en riesgo de otras enfermedades a infantes y niños, como obesidad, diabetes y formación de placas arteroescleróticas que pueden llevar a generar enfermedades del corazón.

La Academia Americana de Pediatría recomienda que los infantes menores de un año no consuman leche de vaca, pues esto puede generar prematuras deficiencias de hierro. Los cólicos también son frecuentes en los niños cuyas madres beben leche de vaca durante la lactancia, dado que los anticuerpos de las vacas pasan a los bebés a través de sus madres. Así mismo es común encontrar alergias alimenticias y constipación crónica en los niños que consumen leche.

Como he mencionado, las mucosidades son el caldo de cultivo de virus y bacterias, razón por la cual cuando los niños sufren de infecciones o gripas, muchos pediatras recomiendan eliminar los lácteos de la dieta de manera total.

¿Por qué solo se recomienda eliminarlos cuando hay procesos infecciosos o virales? Con toda seguridad los niños tendrían mejor salud si se eliminan del todo los derivados lácteos de su alimentación.

Otro factor a considerar es que la mayor parte de los productos derivados de la leche contienen azúcar o edulcorantes añadidos en grandes cantidades, razón por la cual estos productos terminan doblando sus efectos perjudiciales.

Por cierto, la leche industrial que se consume hoy poco tiene que ver con la que se consumía hace cien años. El ganado para producción de leche es en gran parte sometido a condiciones de vida miserables, en absoluta contravía con su naturaleza. Las vacas son enjauladas para que engorden más rápido, son alimentadas con soya y maíz, en su mayoría transgénicos, en lugar de los pastos para los que han sido diseñadas durante miles de años de evolución. Desde que nacen se les inyectan hormonas

para acelerar su crecimiento y antibióticos para curar enfermedades que se derivan del hacinamiento en que viven.

En estas condiciones la leche que producen está lejos de ser
el alimento que alguna vez fue. Hoy tenemos suficientes estudios científicos y argumentos claros que llevan a pensar sobre la
conveniencia de eliminar del todo estos productos de la vida
diaria. Y para muchas personas no será fácil dar este paso puesto
que la leche implica sentimientos de confort relacionados con
la infancia; también sabemos hoy, gracias a las investigaciones
del bioquímico norteamericano Eli Hazum, que la leche materna tiene endorfinas con una acción sedante muy parecida a
la de la morfina, también presentes en la leche de vaca y por
ello puede generar algún grado de adicción.

No obstante resulta sencillo buscar reemplazos para la leche
de vaca, como la leche de almendras, o las de cáñamo, alpiste, chía,
arroz, avena o soya, todas ellas muy sencillas de hacer en casa.

Tomar un plato típico de cereal con cualquiera de estas leches es una experiencia muy similar a la de tomarla con leche
de vaca pero sin los graves problemas derivados de su consumo
y con los estupendos aportes nutricionales de estos ingredientes. Para quien prefiera no hacerlo en casa, existen ya productos
de la industria que usan estos ingredientes. Es importante sobre
todo revisar que no contengan azúcar.

Lo mismo podría decirse de otros usos de los lácteos como
la leche saborizada, y sustituirla con cualquiera de estas leches
de cereales o almendras adicionando cocoa pura, dátiles o cualquier fruta seca y, de ser necesario, alguno de los endulzantes
naturales mencionados con anterioridad en lugar de los preparados azucarados y pasteurizados de la industria láctea. Vale la
pena intentar el cambio.

Aceites y grasas refinadas

La mayoría de los aceites refinados que se consiguen en el mercado han sido extraídos utilizando solventes a temperaturas que

superan los 230 grados centígrados, temperaturas en las que los ácidos grasos insaturados se transforman en ácidos grasos trans. Como hemos mencionado, estas grasas trans no solo contienen una gran cantidad de radicales libres que incrementan la posibilidad de padecer cáncer o artritis, sino que contribuyen de manera importante en la gestación de las enfermedades del corazón, primera causa de muerte en el mundo occidental. Además, con el calor, la estructura química de los ácidos grasos esenciales cambia creando sustancias tóxicas llamadas peróxidos lípidos que también son potenciales cancerígenos.

Estos aceites se procesan químicamente para cambiar su color dejando un aceite incoloro e insípido, y para alargar su vida útil, y con esta manipulación industrial se obtiene un producto muy peligroso para la salud. Como en tantos otros productos naturales que la industria manipula, su resultado es muy conveniente para la industria pero maligno para quien los consume.

Deben evitarse todo tipo de aceites vegetales refinados. Se deben buscar siempre los aceites extraídos bajo presión en frío y mejor aún de primera presión ya que muchas veces en las segundas y terceras presiones se utilizan calor o solventes para lograr una mayor cantidad de aceite.

En realidad, todos los aceites son alimentos extraídos y por lo tanto incompletos y siempre será mejor tomar los alimentos completos, junto con sus grasas. El proceso de extracción del aceite lo aleja de su ambiente natural antioxidante. Es probable que la mayoría no lo sepa pero, el kale o col crespa, la lechuga romana y las acelgas, además de otras hojas verdes, contienen grasas esenciales, además de fibra, minerales, vitaminas, enzimas y fitonutrientes. Necesitamos muy poca cantidad de grasa buena en nuestro cuerpo, y ya veremos en el capítulo siguiente cuáles son esas grasas buenas necesarias y en qué alimentos las encontramos

En cualquier caso, de usar aceites, los de oliva, y de manera destacada el de lino de primera presión en frío, son los más recomendables.

Margarina y manteca vegetal

En los últimos tiempos hemos cambiado el consumo de grasas para cocinar de origen animal con alto contenido de grasa saturada y colesterol hacia grasas de tipo vegetal. La mala noticia es que estas grasas vegetales cuando son hidrogenadas (la mayoría de los casos) contienen ácidos grasos trans, sobre los cuales hay evidencia cada vez mayor acerca de su grave incidencia en los problemas del corazón y cáncer. Estos compuestos inventados por la industria alimenticia con el propósito de convertir un aceite líquido en sólido y volverlo apto para untar, reemplazando la mantequilla, han terminado haciendo más daño a nuestro cuerpo que las grasas saturadas de origen animal como la mantequilla de toda la vida. Lo cual no quiere decir que la mantequilla sea un alimento sano, pues es un derivado lácteo y tiene un contenido altísimo de grasas saturadas que deberían evitarse.

Los aceites y grasas vegetales, así como los animales, tienen además un contenido muy alto de ácidos grasos tipo omega 6 y muy bajos en omega 3. Entre mayor sea la tasa de omega 6 en contra de la omega 3, más alto es el riesgo de contraer enfermedades del corazón, diabetes y enfermedades inflamatorias.

Se debe consumir la menor cantidad posible de estos aceites y en todo caso nunca refinados, y evitar por completo las margarinas hidrogenadas (en algunas tiendas naturistas se consiguen margarinas vegetales no hidrogenadas, preferibles a las otras). Siempre será mejor, a la hora de cocinar, evitar los fritos. Los métodos de cocción al vapor o salteado con agua son más saludables y le harán menos daño a la estructura alimenticia de lo que esté preparando.

De todas maneras el organismo necesita algunas grasas y lo importante es eliminar las que son nocivas para la salud, como los aceites refinados y las margarinas vegetales hidrogenadas, así como las grasas saturadas de origen animal.

Productos altamente procesados

La gran mayoría de los productos procesados por la industria de los alimentos tiene muy bajo o nulo poder nutricional y contiene aditivos y sustancias químicas que no deberían ser parte de nuestra dieta. Si la mera cocción de los alimentos ya les quita fitonutrientes, vitaminas, enzimas, agua y otras sustancias nutricionales importantes, cómo será cuando un alimento se somete a altísimas temperaturas, a enfriamiento súbito, a procesos de homogenización, pasterización, extrusión, refinado, blanqueado, cristalización, altas presiones o evaporación, por mencionar apenas algunos de los muchos procesos industriales modernos. El producto resultante es una mísera fracción del alimento original, desprovisto de muchos o de casi todos los nutrientes que el alimento lleva en su forma natural.

Como si fuera poco la industria le agrega aditivos, preservantes, colorantes, saborizantes y una enorme lista de sustancias químicas impronunciables para darle apariencia agradable y sabores adictivos. Es muy importante aprender a leer en las etiquetas todos esos nombres extraños, en su gran mayoría expresados con números como E-360, productos de la industria química que deberían evitarse. Algunos potencian sabores y son adictivos, como el E-621 o glutamato monosódico (ver detalles al final del capítulo), presente en gran cantidad de alimentos industriales, un muy fuerte neurotóxico que posee la capacidad de destruir las neuronas del cerebro. Aunque hay cientos de estudios al respecto se sigue usando de modo indiscriminado, en especial en las comidas de paquete y en los productos precocinados. Otros se utilizan para preservar los alimentos por largo tiempo en las estanterías y muchos más para darles color o apariencias específicas para que luzcan más naturales y atractivos.

Recomiendo la lectura del libro *Los aditivos alimentarios* de Corinne Gouget,[39] para quien quiera profundizar en este tema.

---

[39] Corinne Gouget, *Los aditivos alimentarios*, Ediciones Obelisco, Buenos Aires, 2008.

Gouget hace un extenso análisis de todos los aditivos usados hoy por la industria y sus consecuencias para la salud.

La gran pregunta acerca de los alimentos es si lo que importa es el color, la textura o la apariencia. Vivimos en un mundo avasallado por la publicidad, donde parece que lo relevante es justamente la apariencia y no el contenido. Nos venden papas fritas con toda clase de sabores, texturas y apariencias, pero, por supuesto, nunca nos dicen que estamos tomando un producto con valor nutricional casi nulo pues al freírse a altas temperaturas se pierde casi todo; tampoco nos dicen que sus sabores son resultado de experimentos químicos, que contienen grasas saturadas, preservativos, peligrosos potenciadores de sabor y otros compuestos químicos. Lo que se nos vende son conceptos como gran sabor, crujiente, "natural", y otros que nada tienen que ver con lo que es en verdad importante en un alimento: su densidad nutricional.

La carencia de nutrientes en tantos productos industriales es tal que ahora la moda es vender productos "reforzados". A estos productos de bajo poder nutricional se les añaden vitaminas y minerales como gancho publicitario. Resulta sorprendente que se venda leche con calcio añadido, o que cereales desnaturalizados al someterlos a procesos de extrusión y altas temperaturas de horneado se les agreguen vitaminas y minerales. Lo que estas estrategias buscan es tener algo adicional para vender en la publicidad, aprovechando el buen nombre de las vitaminas y los minerales, pues si analizamos el supuesto alimento, no solo su valor nutricional es por lo general muy bajo o inexistente, sino que consumimos sus calorías vacías y asumimos los riesgos para la salud de los aditivos químicos, grasas saturadas, preservantes, colorantes y demás sustancias que utiliza la industria. Es el mundo al revés; primero se desnaturalizan los alimentos y luego intentan añadirles supuestos nutrientes.

En esta categoría entran todos los panes blancos, la mayoría de las galletas, harinas, bizcochos, papas fritas, cereales extruidos, embutidos, lácteos, enlatados y demás productos procesados.

Vale decir que no toda la comida industrial es dañina, si bien una altísima proporción de lo que se encuentra en los supermercados son productos altamente procesados. No obstante, por fortuna, ya existen industrias que se preocupan por ofrecer productos integrales, sin azúcar, sin edulcorantes, sin aditivos químicos perniciosos, sin colorantes, sin manipulación genética, sin procesos industriales desnaturalizantes y, en muchos casos, con materias primas orgánicas. En supermercados o tiendas ecológicas es factible encontrar una selección con productos muchísimo más saludables.

Por supuesto, si con nuestra decisión de compra exigimos alimentos que no perjudiquen la salud, entonces todo cambiará.

Chucherías y comida "basura"

Aun cuando forman parte de los alimentos altamente procesados, se debe hacer mención especial a la cantidad de comida "basura" que se consume en el mundo actual. Desde muy pequeños damos a nuestros hijos un sinnúmero de dulces, caramelos de colores, chupetas y otros productos empaquetados como papas fritas, extruidos de maíz y de trigo con forma de bolas, conos, cuadrados y toda clase de figuras. Estos productos que les ofrecemos a nuestros hijos tienen poco o ningún valor nutricional y son basura para el organismo, llenos de calorías que solo sirven para crear problemas, robar los minerales del cuerpo, acumular grasa, producir inflamaciones internas, debilitar el sistema inmunológico, sobrecargar el páncreas, el hígado y todos los órganos del sistema digestivo. De manera dulce y lenta se está envenenando el cuerpo. Y los primeros años de vida son determinantes en la salud del futuro adulto. Si los padres enseñan a sus hijos a alimentarse bien desde pequeños, les dejarán un legado que no podrán pagar.

Por último una breve referencia a las llamadas comidas "rápidas". Salvo algunas excepciones, en sus menús ofrecen casi todo lo que NO se debe comer: gaseosas, papas fritas, harinas refinadas, proteínas animales altamente procesadas, lácteos, azúcar, aditivos, y en la práctica NADA de lo que sí se debe comer: vegetales frescos, legumbres, frutas, nueces, agua, cereales integrales.

Un reciente estudio enfocado en los temas respiratorios, publicado por la revista *Thorax*, con participación de 500.000 niños de 51 países, ha concluido que los niños que acuden con frecuencia a las comidas "rápidas" elevan el riesgo de sufrir asma y otros problemas respiratorios, además de rinitis, eczemas y otros problemas relacionados con las alergias.

Jugos "de fruta"

Las frutas son alimentos maravillosos que tienen propiedades excepcionales, con lo cual su consumo, para personas sin problemas de diabetes y otras enfermedades degenerativas, es muy recomendable.

Los jugos de fruta en su estado natural, salvo el limón, la lima y el pomelo o toronja, contienen concentraciones muy altas de azúcar y no conservan la fibra de la fruta en su estado original. Por esto los jugos deben tomarse con moderación, en particular cuando existe sobrepeso o cuando se tiene un cuerpo acidificado.

Será mejor entonces tomar la fruta entera, y en cualquier caso, tomar jugos naturales y no industrializados. Estos últimos, en la mayoría de los casos, contienen azúcar o edulcorantes artificiales, además de preservantes, colorantes y otros aditivos indeseables. La publicidad de las etiquetas suele ser engañosa, en particular cuando utiliza la palabra *natural*.

Para hacer un vaso de jugo de naranja, por ejemplo, se requieren cerca de tres naranjas. ¿Alguien se sentaría a comerse tres naranjas? Quizá no, pero sí es normal tomarse un vaso de jugo hecho con tres naranjas. Hay que saber que al beberse un vaso de jugo de naranja, el cuerpo recibe el equivalente en azúcar a tres naranjas, una cantidad muy importante que se debe asimilar. En caso de tener diabetes, sobrepeso o cualquier enfermedad degenerativa, es necesario limitar al máximo el consumo de jugos de frutas y reducir el consumo de frutas enteras.

Animales en exceso

Los protagonistas de la dieta de los países occidentales de hoy son los animales.

La sobrevalorada proteína animal es el actor principal de casi todas las comidas de occidente; desde la comida típica en Argentina hasta las hamburguesas de Estados Unidos, pasando por los filetes y pescados en Europa y por los corderos y vacas en África, los platos de la sociedad occidental están sobrecargados de animales. El consumo de la ingesta calórica supera en mucho el 30% en varios países, algunos de ellos con promedios de hasta 40% del aporte calórico diario. No solo a través de las carnes, directamente, sino a través del universo de productos lácteos y de huevos que rodea estas costumbres alimenticias.

Como hemos visto, está demostrado por prestigiosos expertos de las más importantes universidades del mundo que el ser humano no necesita, en absoluto, consumir proteínas animales. Al contrario, el cuerpo funciona mucho mejor en todos sus aspectos cuando no se consumen animales.

Funcionamos de manera óptima cuando la ingesta calórica recibe entre un cinco y un ocho por ciento de calorías provenientes de proteínas, sean o no de fuente animal. No obstante se consumen en promedio casi cuatro veces las proteínas necesarias para funcionar de forma adecuada. Esta sobrecarga de proteínas es fatal para el organismo. Y veamos por qué.

Los animales que se crían hoy para consumo humano suelen contener, al momento de consumirlos, pesticidas, esteroides, antibióticos, microformas de hongos, microtoxinas y grasas saturadas que contribuyen en gran forma a la epidemia de enfermedades del corazón, cáncer y enfermedades degenerativas de las que hemos hablado.

Sabemos con certeza que estas grasas saturadas son, por sí solas, generadoras de enfermedad, pero también se debe considerar que es en las grasas donde los animales acumulan las toxinas que reciben durante su crianza y que pasan a nuestros cuerpos cuando las comemos.

Hay una alta relación entre el consumo de proteína animal y varias clases de cáncer, en especial de senos, tiroides, próstata, páncreas, endometrial, de ovarios, estómago y colon. Una persona que consume el 70% de sus proteínas por fuente animal tiene *17 veces* más probabilidad de morir de enfermedades del corazón que una que consume solo el 5% de proteínas de fuente animal.

Ni qué decir de poblaciones enteras cuya única fuente de proteína es animal.

El consumo de huevos está asociado con un incremento en el riesgo de tener cáncer de colon, lo cual no sorprende pues en los huevos que provienen de gallinas alimentadas con granos se han encontrado micotoxinas de varias clases.

El Dr. Robert Young ha descubierto que tan solo quince minutos después de haberse comido un huevo, la persona tendrá bacterias, o un aumento de ellas, en su sangre.[40]

Las carnes procesadas, como salchichas y jamones, tienen incluso mayores riesgos para la salud pues contienen nitrosaminas, que son un factor de riesgo en la generación de tumores en el cerebro y la espina dorsal.

Estos alimentos animales, por estar procesados con calor y otros procedimientos, carecen por completo de enzimas y fitonutrientes. En ellos solo quedan las toxinas, bacterias y hongos mencionados más arriba. Las carnes curadas están parcialmente fermentadas, lo cual garantiza la presencia de microformas y sus toxinas y éstas son resistentes al calor, por lo que no se eliminan al cocinarlas.

Nuestra anatomía y nuestra fisiología no están hechas para que seamos carnívoros (ver Cuadro 10).

Hay estudios y libros enteros sobre este tema, pero baste con recordar algunos de los argumentos principales sobre este punto.

---

[40]   Dr. Robert O. Young y Shelley Redford Young, *The pH Miracle*, Wellness Central, New York, 2010.

El muy largo y complejo aparato digestivo de los humanos está diseñado para la lenta absorción de los estables y complejos carbohidratos de las plantas.

Los animales carnívoros tienen un tracto intestinal corto y simple (tres veces el largo del cuerpo) para permitir un tránsito rápido de las comidas animales que son inestables y se pudren muy rápido. Su flora intestinal es también muy diferente a la de los seres humanos. Cuando comemos carnes, debido a nuestro largo aparato digestivo (doce veces el largo del cuerpo), estas se pudren dentro. No sorprende por eso la gran cantidad de cáncer de colon que se está desarrollando en los últimos años. Es muy probable que en cada familia o entre amigos cercanos se conozcan uno o varios casos recientes.

Por otra parte, la digestión de almidones en los seres humanos es bastante elaborada, mientras que entre los carnívoros no se comen almidones.

Si estuviéramos diseñados para ser carnívoros sudaríamos a través de la lengua en lugar de la piel. Los carnívoros tienen garras y colmillos diseñados para rasgar la carne de sus presas, anatomía muy diferente a la nuestra, diseñada para ser vegetarianos.

Nuestro aparato digestivo dedica un arduo trabajo en volver líquido un alimento como la carne. Ingentes cantidades de energía se gastan en transformar la carne sólida en un líquido que pueda ser absorbido, energía que podría ser utilizada en cualquier otra actividad. Es por eso que siempre, después de una comida con carnes, queda una sensación de pesadez y sueño. La digestión es la actividad del cuerpo humano que más energía requiere, y por supuesto si se sobrecarga con alimentos animales se necesitará mucha más energía para licuar los alimentos. Es fácil de comprobar lo que sucede en cuanto a la energía vital cuando se come carne a cuando el alimento primordial es una buena ensalada o alimentos de origen vegetal. La diferencia es, sin lugar a dudas, notable.

Desde el punto de vista nutricional, no vale la pena correr el riesgo que implica para la salud y la calidad de vida el consumir carne de animales. Por ello se debería cambiar su protagonismo

Cuadro 10. Comparación de la fisiología de los animales y el hombre

Animales carnívoros	Animales herbívoros	Humanos
Tienen garras	No tienen garras	No tienen garras
Piel sin poros, sudan por la lengua	Sudan a través de poros en la piel	Sudan a través de poros en la piel
Dientes frontales afilados para rasgar carne	No tienen colmillos frontales afilados	No tienen colmillos frontales afilados
No tienen molares planos traseros para masticar	Tienen molares traseros planos para masticar	Tienen molares traseros planos para masticar
Tracto intestinal de tres veces el largo de su cuerpo	Tracto intestinal de doce veces el largo de su cuerpo	Tracto intestinal de doce veces el largo de su cuerpo
Fuerte ácido hidroclorhídrico para digerir carnes	Ácidos del estómago veinte veces menos fuertes que los de los carnívoros	Ácidos del estómago veinte veces menos fuertes que los de los carnívoros
En la naturaleza prácticamente no comen almidones	Elaborada digestión de almidones	Elaborada digestión de almidones

de nuestros platos, cediendo a los vegetales y otras plantas ese papel principal y dejando que los animales sean una muy pequeña parte de nuestra dieta o, de manera ideal, ninguna. Si de un 80% las proteínas animales pasan a representar en un plato apenas un 10 o 20%, se dará un salto de proporciones gigantescas en el camino hacia una buena salud y una vida larga sin enfermedades degenerativas, y los niveles de energía y vitalidad se incrementarán como jamás se hubieran imaginado. Se rebajará de peso y se obtendrá un sistema inmunológico fuerte que por supuesto combatirá desde el alimento las posibilidades de adquirir numerosas enfermedades, entre ellas cáncer, enfermedades del corazón, diabetes y osteoporosis.

No es posible tener buena salud sin una dieta con proteínas y las plantas tienen toda la que pudiéramos necesitar. No hay que ser un gran científico o experto en nutrición para saber qué proteínas comer. No necesitamos largas tablas con los aportes proteicos de los alimentos, ni pasar horas mezclando alimentos para obtener las proteínas adecuadas. Una buena combinación, usada de manera regularizada, de alimentos naturales de fuente vegetal tendrá el aporte necesario para que el cuerpo reciba los ocho aminoácidos esenciales y también los restantes.

Solo entre un 5% y un 8% del aporte calórico bastará para estar nutrido y no generar problemas de salud por la sobrecarga de proteínas que la mayoría de las personas en los países occidentales están consumiendo.

Sin importar las muchas opiniones que a este respecto existen, lo cierto es que la mayoría de las plantas y vegetales, con excepción de la fruta, proporcionan al menos el 10% de sus calorías de proteínas, siendo los vegetales verdes los más ricos en ellas con tasas de hasta 50% de su aporte calórico de proteínas (ver Cuadro 8). Por supuesto, la necesidad de proteínas en una alimentación variada basada en vegetales estará más que cubierta. Casi cualquier combinación de alimentos basados en plantas contendrá entre 30 y 40 gramos de proteína por cada 1.000 calorías. La clave para obtener proteínas es la calidad no la cantidad.

De manera que el mito de la proteína animal, tan arraigado en nuestro mundo, es tan solo eso, un mito. Sí es verdad, en cambio, que además del perjuicio individual, el consumo de carne implica también un serio impacto al medio ambiente, así como el sufrimiento de millones de animales que se sacrifican a diario para satisfacer el consumo de carne.

La crianza de animales produce el 18% de la contaminación a través de gases con efecto invernadero, dos tercios de las emisiones de amoniaco, uno de los mayores inductores de lluvia ácida. El 90% de la pesca de peces pequeños del planeta se utiliza para alimentar animales para consumo humano; así, aunque resulte difícil de creer, el consumo de carne está destruyendo los océanos. Cada semana se matan en la tierra dos billones de animales para consumo humano.

El consumo irracional de carne no solo nos está matando, está matando la tierra y quebrando a las economías de los países que no pueden hacer frente a los enormes gastos de salud pública generados por la absurda alimentación y las pésimas costumbres de vida de esta sociedad supuestamente desarrollada.

Cualquier reducción de proteína animal que se pueda llevar a cabo significará un inmenso favor a la vida en el planeta.

Los colorantes artificiales

Los colorantes artificiales son químicos sintéticos que no ocurren en la naturaleza, muchos de ellos derivados del alquitrán de hulla que pueden contener hasta diez partes por millón de arsénico y aun así ser reconocidos como seguros por la FDA. Los colorantes artificiales pueden causar reacciones alérgicas, hiperactividad y déficit de atención en los niños, también pueden contribuir a desórdenes de la vista y de aprendizaje o causar daño nervioso. Es recomendable evitar todos los colorantes sintéticos, pero debe tenerse especial cuidado con la tartracina E102 (colorante amarillo), el amarillo de quinoleína E104, la cochinilla o ácido carmínico E120 (colorante rojo), la azorrubina E122 (colorante rojo), la indigotina o carmín índigo E132 (colorante azul), el negro brillante E151, los colorantes plata E154 y oro E175, el pigmento rubí E180. Es triste y muy preocupante saber que son los niños quienes más expuestos se encuentran a estos riesgos mediante el consumo de productos industriales con colores de todo tipo cuyo objetivo son ellos.

Glutamato monosódico (MSG)

Esta excito-toxina, identificada como E621, se utiliza para potenciar el sabor de los alimentos. Las excito-toxinas son sustancias tóxicas que dañan y destruyen las neuronas. De acuerdo con el Dr. Russell Blaylock, reconocido neurocirujano, las excito-toxinas pueden causar la muerte de las neuronas más sensibles al permitir que niveles elevados de iones de calcio entren en las células. Algunas personas experimentan otros efectos secundarios como jaquecas, piel irritada, somnolencia, y problemas respiratorios, digestivos, circulatorios y coronarios. También se asocia a daños cerebrales traumáticos, enfermedades neurodegenerativas del sistema nervioso central como la esclerosis múltiple, el Alzheimer, la esclerosis lateral amiotrófica, el Párkinson y la fibromialgia.

Especial cuidado se debe tener con productos procedentes de la industria china, país que usa extensivamente el MSG para realzar el sabor en muchos de sus productos. Cuando se encuentran escritas en las etiquetas las palabras "potenciador de sabor" por lo general esconden glutamato, así lo llamen distinto, como "proteínas hidrolizadas".

Los siguientes nombres comerciales también enmascaran el glutamato y por tanto deben ser evitados: ácido glutámico, grasas vegetales hidrogenadas, glutamato, gelatina, caseinato sódico o cálcico, levadura añadida, extracto de levadura, glutamato monopotásico y algunos aceites de maíz.

Es importante no confundir el glutamato monosódico con el del ácido glutámico que es uno de los veinte aminoácidos que forman parte de las proteínas y que por tanto es de suma importancia.

El hidroxibutilanisol (BHT)

El hidroxibutiltolueno (BHT o BHA por las siglas de su nombre en inglés) bloquea el proceso de "envejecimiento" de las grasas y se usa en productos como mantequilla, carnes procesadas, cereales, chicles, productos horneados, cerveza y en muchos cosméticos. Estos aditivos afectan el sueño y el apetito y están asociados con el cáncer, los daños renal y hepático, pérdida del cabello, problemas de comportamiento, anormalidades fetales y retardo en el crecimiento. Ha sido ya prohibido en varios países, entre ellos Japón. Su número de aditivo alimentario es E-320. Los productos industriales que contengan este aditivo se deben evitar.

Nitrato y nitrito de sodio

El nitrato y nitrito de sodio son conservantes que se utilizan en productos alimenticios procesados. Estos componentes se transforman en agentes causantes de cáncer en el estómago llamados nitrosaminas. Notables efectos secundarios incluyen jaquecas, náuseas, vómito y mareos.

La cafeína

La cafeína es un estimulante adictivo que se encuentra en gaseosas (en particular las colas), chicles, pastillas dietéticas y analgésicos. El café, el té y la cocoa la contienen de manera natural.

Los diez problemas con la cafeína, de acuerdo con los estudios publicados por el Dr. Chermiske,[41] son:

1. *Problemas cardiovasculares*. La cafeína incrementa la tasa cardiaca, eleva la presión sanguínea y puede contribuir al desarrollo de enfermedades del corazón. Beber café en cualquiera de sus formas puede subir los niveles de colesterol y de homocisteína, que están ligados a un mayor riesgo de ataques al corazón.

2. *Estrés*. La cafeína estimula la excreción de hormonas de estrés, las cuales pueden producir un aumento en los

---

[41] Stephen Cherniske, M.S., *Caffeine blues: wake up to the hidden dangers of America's #1 drug*, Warner Books, New York, 1998.

niveles de ansiedad, irritabilidad, tensión y dolor muscular, indigestión, insomnio y deteriorar el sistema inmune.

3. *Problemas emocionales.* Ansiedad e irritabilidad son los principales problemas de comportamiento asociados al consumo de cafeína. Pero también relevantes son la depresión y los problemas de atención derivados. La depresión puede ocurrir una vez se pasan los efectos estimulantes de la cafeína. En lugar de incrementar la actividad mental, la cafeína disminuye el flujo de sangre al cerebro hasta en un 30% y afecta la memoria y el desempeño cerebral.

4. *Fluctuaciones de azúcar en sangre.* Los diabéticos e hipoglicémicos deben evitar la cafeína pues estimula una rápida subida de azúcar en sangre, la cual como hemos visto es seguida por una alta producción de insulina y una nueva caída de azúcar posterior. Esta montaña rusa causa sobrepeso pues el mensaje que envía la insulina al cuerpo es que debe almacenar azúcar en forma de grasa.

5. *Problemas gastrointestinales.* Mucha gente experimenta sensación de quemazón en el estómago después de tomar café ya que este aumenta la secreción de ácido hidroclorhídrico, que aumenta a su vez el riesgo de úlceras. El café, incluido el descafeinado, reduce la presión de la válvula entre el esófago y el estómago haciendo que los ácidos del estómago se pasen al esófago fácilmente, produciendo acidez y reflujo.

6. *Deficiencias nutricionales.* La cafeína inhibe la absorción de algunos nutrientes y causa la excreción de calcio, magnesio, potasio, hierro y algunos otros minerales de menor importancia.

7. *Problemas de salud en hombres.* En estudios liderados por el Dr. Milton Krisloff se ha encontrado que en la mayoría de los casos, los hombres reducen de forma significativa el riesgo de problemas urinarios y de próstata al eliminar el café.

8. *Problemas de salud en mujeres.* La formación de quistes fibrosos en los senos, el síndrome premenstrual, la osteoporosis, infertilidad, las pérdidas de embarazo y los problemas de la menopausia se exacerban todos con el consumo de café. Las mujeres que toman píldoras anticonceptivas tienen un riesgo aun mayor pues se tiende a tener una menor habilidad para detoxificar la cafeína del cuerpo.

9. *Envejecimiento.* La producción de DHEA (dehidroepiandrosterona), melatonina y otras hormonas decrece con la edad, pero la cafeína ralentiza la producción de estas hormonas afectando los procesos de envejecimiento.

La cafeína deshidrata el cuerpo y contribuye al envejecimiento prematuro de la piel y los riñones. Se ha demostrado también que inhibe la reparación del DNA (una de las tres macro-moléculas esenciales para la vida) y afecta la habilidad del hígado para desintoxicar el cuerpo.

10. *Agotamiento suprarrenal.* El consumo de cafeína conlleva un eventual agotamiento de las glándulas suprarrenales, lo cual puede desencadenar una variedad de desórdenes de salud relacionados con inflamación y fatiga.

Es cierto también que el café tiene algunos aspectos positivos, como su capacidad antioxidante y de alerta, o la sensación de alegría que provoca en algunas personas, pero sus riesgos son bastante mayores que sus beneficios. Adicionalmente, por lo general, el café no se consume solo, se acompaña de azúcar, edulcorantes, aditivos, alcohol, leche y otras sustancias que agravan su efecto pernicioso para la salud humana. Es esta combinación con otras sustancias dañinas para nuestra salud lo que hace el café aún más peligroso.

La olestra (olean)

Sustituto de grasa libre de calorías usado como ingrediente en *snacks*. Inhibe la absorción de algunas vitaminas y otros nutrientes. También puede causar diarrea y goteo anal.

Aceite vegetal brominado (BVO)

Utilizado para mantener en suspensión los aceites saborizados en las gaseosas. Se almacena como grasa en el cuerpo. Este aditivo interfiere en la función reproductiva y causa defectos de nacimiento. Ha sido vetado en cien países.

Aceite vegetal parcialmente hidrogenado

Fabricado al hacer reaccionar un aceite vegetal con hidrógeno. Cuando esto ocurre el nivel de aceites poli-insaturados (grasa buena) se reduce y se forman grasas trans. Está asociado con enfermedades cardíacas, cáncer de mama y colon, arterioesclerosis y colesterol elevado.

Es uno de los aditivos de mayor presencia en los alimentos industriales y debe tenerse muy en cuenta por el riesgo que presenta. Se suele enmascarar en las etiquetas bajo diversos nombres.

Aspartame

El Dr. Russell L. Blaylock, profesor de neurocirugía del Medical University of Mississippi, ha publicado un libro con más de 500 referencias científicas que detallan el daño provocado por la ingesta excesiva de ácido aspártico del aspartame. Se muestra cómo sus aminoácidos excitan las neuronas del cerebro, destruyéndolas, sin que haya síntoma alguno de su destrucción hasta que más del 75% de ellas han muerto.

El aspartame, E951 en la numeración de aditivos alimentarios, genera la mayor cantidad de los reportes adversos de la FDA, siendo una sustancia altamente nociva. Tanto esta como el glutamato monosódico deben ser evitados por completo pues son causa de muy distintas y graves enfermedades e incluso de muerte.

Entre los problemas más comunes están migrañas, mareos, espasmos musculares, aumento de peso, taquicardia, irritabilidad, insomnio, problemas oculares, palpitaciones, dificultades respiratorias, pérdida de la audición, vértigo, dolor articular, pérdida de memoria, problemas de habla y ataques de ansiedad. Entre los estudios sobre los efectos adversos también se relaciona al aspartame con el desarrollo inicial y con el agravamiento en casos de tumores cerebrales, esclerosis múltiple, epilepsia, Párkinson, Alzheimer, linfoma, fibromialgia, diabetes y retardo mental, entre otras.

Pesticidas

Solo en Estados Unidos se añaden más de dos mil millones de libras de pesticidas a la comida. Esto es, diez libras por persona por año. Muchos pesticidas utilizados en el mundo son cancerígenos. La acumulación de pesticidas en el organismo reduce nuestra habilidad para resistir organismos infecciosos, afecta la fertilidad y contribuye a pérdidas de embarazos y defectos de nacimiento, además de reducir el contenido vitamínico de los productos.

El impacto medioambiental de los pesticidas es descomunal. Cerca del 98% de los insecticidas y 95% de los herbicidas roceados alcanzan un destino diferente a la especie a la cual se destinan, incluyendo el aire, el agua, los sedimentos del suelo, la gran cantidad de especies animales que vive bajo tierra para mantener la salud de la misma y otros alimentos,[42] de esta forma son un factor depredador de la biodiversidad en la tierra y en las aguas. En los Estados Unidos se encontró que los pesticidas contaminan todas las corrientes de agua y más del 90% de los pozos de las muestras tomadas.[43] Muchos de los químicos usados como

---

[42] G. T. Miller, *Sustaining the Earth*, Thompson Learning, Inc. Pacific Grove, 2004, pp. 211-216.

[43] R. J. Gilliom, J. E. Barbash, G. G. Crawford, et al, *The Quality of our nation's waters: Pesticides in the nation's streams and ground water*, 1992-2001, US Geological Survey, 2007.

fertilizantes son contaminantes de larga duración para los suelos de modo que su impacto puede permanecer por décadas. El uso de pesticidas afecta también la fijación del nitrógeno, que es clave para el crecimiento de las plantas.

El grave decrecimiento de la población de abejas en el mundo, vitales para la sostenibilidad de la agricultura por los procesos de polinización, está ligado de manera directa al uso extensivo de pesticidas.[44] Además de las abejas, también son víctimas de estas sustancias químicas muchos otros seres vivos, desde insectos hasta aves y peces de manera directa o indirecta.

Algunos herbicidas, como el sulfito de cobre que se aplica al agua para matar plantas, son tóxicos para los peces en concentraciones similares a las usadas para matar las plantas.[45] La agencia estadounidense para los peces y la vida salvaje estima que, solo en ese país, 72 millones de aves mueren anualmente por culpa de los pesticidas.

Como si lo anterior fuera poco, los pesticidas pueden causar en el ser humano desde irritaciones menores en la piel hasta defectos de nacimiento, tumores, cambios genéticos, desórdenes nerviosos y sanguíneos, disrupción endocrina y hasta entrar en coma o morir.[46]

Exclusivamente por el bien de todas estas criaturas y la conservación del planeta y aun sin tener en cuenta los efectos para el ser humano, bien valdría la pena que todos los productos fueran de cultivos orgánicos o ecológicos. Nuestro poder de compra como consumidores es, aquí también, definitivo.

Puede que comprar productos orgánicos sea muy caro, todo depende de la disponibilidad de la agricultura orgánica en el lugar de vivienda, pero es preferible pagar un poco más que

---

[44] M. Wells, *Vanishing bees threaten US*, 2007.

[45] L. A. Helfrich, D. L. Weigmann, P. Hipkins y E. R. Stinson, *Pesticides and aquatic animals: A guide to reducing impacts on aquatic systems*, 1996.

[46] Eric S. Lorenz, "Potential Health Effects of Pesticides", Ag Communications and Marketing, 2009, pp. 1-8.

asumir costosas enfermedades resultantes del consumo de los pesticidas a través de la agricultura convencional. El conocido autor France Guillain ha escrito un libro titulado *Comer bio no es caro* para quien quiera profundizar en el tema.

Por supuesto, la sola evidencia sobre el daño al planeta es demasiado contundente como para ignorarla y no tomar acción consumiendo productos ecológicos.

Organismos genéticamente modificados (GMO)

Plantas o animales a los que se les ha modificado el ADN. En Estados Unidos, casi todo el maíz que se siembra, así como el frijol de soya, algodón y cultivos de canola o colza, han sido genéticamente modificados. No se ha comprobado que los GMO (por las siglas de su nombre en inglés) sean seguros y algunos estudios muestran que disminuyen la inmunidad a las enfermedades en plantas y humanos, pueden causar resistencia a los antibióticos y tener un impacto negativo en las funciones genéticas. Es muy pronto para determinar sus efectos dado que todavía no se cuenta con evidencia a largo plazo.

En cualquier caso, no tendríamos que ser los conejillos de indias de las compañías químicas. Nuestro cuerpo no ha sido hecho para alimentarse de comida transgénica, como tampoco el de las vacas y gallinas que hoy se engordan con ese tipo de comida.

Uno de los problemas más graves de las semillas transgénicas, aparte del posible impacto en la salud de humanos y animales, es que unas cuantas empresas químicas se adueñan de las semillas y que hagan suyos los derechos de los agricultores para plantar las semillas y producir alimentos. Las semillas no tienen por qué ser patentadas o pertenecer a ninguna gran multinacional. Las semillas son de la humanidad y nos deben servir a todos sin limitaciones. Las empresas químicas quieren hacernos creer que sus manipulaciones genéticas, con intereses comerciales para adueñarse de las semillas y vender sus pesticidas, son mejores que lo que miles de años de evolución han hecho en las plantas con las cuales nos alimentamos y se alimentan otras especies.

La mejor manera de combatir esta práctica monopolística y perniciosa es comprando alimentos orgánicos y eliminando de la canasta familiar cualquier producto que haya sido manipulado genéticamente. En algunos países se está debatiendo la obligación por parte de los productores de transgénicos de identificar en sus etiquetas su carácter transgénico, propósitos que vale la pena apoyar. En algunos países de Europa esta obligación ya ha sido aprobada.

Greenpeace publica una lista de empresas y productos que usan transgénicos y otra de las que no los utilizan, de manera que podamos elegir.

La industria moderna de alimentación ha convertido a una parte muy grande de la población del mundo a su nueva "religión", un culto masivo de búsqueda de placer consumiendo café, tabaco, bebidas gaseosas y "energizantes", comida rápida, azúcar en todas sus formas, chocolates, alcohol, productos lácteos concentrados y un sinnúmero de nuevas comidas procesadas. Este nuevo culto, a su vez, alimenta la cadena de la industria farmacéutica que mantiene pacientes recurrentes con medicamentos de por vida para "aliviar" los síntomas de la enfermedad desencadenada por los malos hábitos alimenticios y de estilo de vida.

Un círculo vicioso en el que los únicos ganadores son la gran industria de alimentos y la farmacéutica.

En cualquier caso, la buena noticia es que con pequeños pero importantes cambios se pueden lograr pasos gigantes en el mejoramiento de la calidad de vida y la salud. Con muy poco esfuerzo se obtienen resultados sorprendentes para la salud, la figura y la energía vital.

La mayoría de nosotros nos alimentamos sin preocuparnos por las consecuencias de lo que nos llevamos a la boca, en muchos casos por falta de información. Se ha repasado en este capítulo la más relevante, dicen que el conocimiento es libertad.

Cierro este capítulo con un producto que si bien no pertenece al grupo de los alimentos (como pretenden ser los que hemos visto hasta ahora), es imposible dejar de mencionarlo por los perjuicios sanitarios que provoca en los seres humanos. Sus consecuencias son devastadoras y, en muchos casos, irreversibles.

El tabaco

Tenemos mucha información sobre las fatales consecuencias que tiene fumar para nuestra salud, de manera que solo quiero decir que fumar es el factor de riesgo mayor, con mucha distancia, sobre los demás, para contraer cualquiera de las enfermedades degenerativas.

El tabaco es la principal causa de muerte previsible en el mundo, seguida por la obesidad. El fumador multiplica exponencialmente las posibilidades de adquirir una enfermedad degenerativa y de morir mucho tiempo antes del que debería si no fumara. Fumar es el principal factor de riesgo de muerte prematura, pero también lo es de infarto,[47] enfisema pulmonar, cáncer, osteoporosis, Alzheimer, artritis y una lista de dolencias y padecimientos interminable.

Dejar de fumar es, sin lugar a dudas, el mayor regalo que se le puede dar al cuerpo, a la vida y a la familia presente o futura. Quizás sea el momento de cambiar el destino.

---

[47] La pandemia de muerte por enfermedades del corazón está claramente relacionada con el aumento del consumo de tabaco, tal y como lo demuestran las estadísticas de los últimos cien años en autopsias llevadas a cabo en el hospital San Bartolomé de Londres.

CAPÍTULO 5

EL BALANCE ÁCIDO-ALCALINO

Uno de los descubrimientos más importantes de la ciencia actual sobre el comportamiento de nuestros cuerpos tiene que ver con el balance ácido-alcalino o ácido-básico.

Todo en el universo opera bajo balances y el universo que cada uno lleva dentro no es la excepción. El cuerpo humano requiere un balance.

Cuando estamos fuera de balance sobreviene la enfermedad y aparecen síntomas como la baja energía, fatiga, mala digestión, sobrepeso, dolores, jaquecas y por supuesto, en fases posteriores, todas las enfermedades degenerativas. En cambio cuando el cuerpo está balanceado llega la armonía y la salud florece, nos llenamos de energía, claridad mental, los sistemas fisiológicos operan con suavidad, los ojos y la piel brillan y tenemos un cuerpo saludable, delgado y vital.

Por desgracia el estilo de vida que llevamos está fuera de balance. Cunden el sobrepeso y la obesidad, gente cansada, estresada, envejecida de manera prematura. La mitad de nosotros, según las tendencias de hoy en los países de Occidente, morirá de enfermedad del corazón o diabetes y una tercera parte de cáncer.

Y si bien la muerte es parte del proceso de la vida, también lo es el intentar vivir saludablemente hasta que dejemos este mundo. El objetivo debería ser el de vivir de forma plena, vital y con salud hasta el último día de nuestras vidas, lejos de la enfermedad, sin energía, con estrés y con padecimientos para nosotros y nuestras familias.

Y es posible. No se requiere descifrar el genoma humano, o tener disponibles los últimos avances tecnológicos o las medicinas más potentes. Solo se requiere recuperar o encontrar ese balance del cuerpo a través de la alimentación. Una dieta adecuada proporciona el balance óptimo de la química del cuerpo, que a su vez producirá un estado de salud impecable, quizá hasta las últimas instancias de la vida.

Estamos tan acostumbrados a las complejidades de la medicina actual que parece imposible recobrar la salud con algo tan simple como la alimentación. Pero sí es posible y es así de fácil.

La medición del pH de nuestro cuerpo es el indicador más importante y sencillo para mantener un cuerpo balanceado, sano y delgado. El pH es una medida que indica el grado relativo de acidez o alcalinidad (lo opuesto a acidez) de un medio. El punto trascendental aquí es que ese pH del cuerpo se puede regular a través de la alimentación.

El pH de nuestros fluidos internos afecta cada célula del organismo. Todo lo que nos sucede por dentro depende de ese delicadísimo balance. La totalidad del proceso metabólico depende de que exista un ambiente ligeramente alcalino (libre de acidificación). Una acidez crónica corroe los tejidos del cuerpo y acaba con los huesos y dientes. Aún más, si la acidez crece en exceso llegará a interrumpir todos los procesos celulares y todas las funciones, desde el latido del corazón hasta el funcionamiento neuronal. En palabras sencillas, la acidez extrema produce la muerte. La acidez es la propia raíz de una gran cantidad de enfermedades graves y del sobrepeso.

La alimentación debería mantener un balance en la sangre y la manera de lograrlo es comer una proporción de alimentos acidificantes y alcalinos adecuada. Así de simple.

Aunque cada organismo es diferente, se pueden seguir unos parámetros generales. En la práctica, todas las personas que siguen una dieta occidental clásica, es decir, las que se alimentan a la manera tradicional de los países de Occidente (mucha proteína animal, lácteos, harinas refinadas, azúcar, productos procesados y muy poca o ninguna verdura o fruta en estado natural) tienen su sangre y sus tejidos muy acidificados por lo que requieren un tratamiento de choque para cambiar esa condición de ácida a alcalina. Para recobrar el balance ácido–alcalino el 75% de la dieta debe estar compuesta por alimentos alcalinos, como vegetales verdes y otros que veremos más adelante en este capítulo.

Una vez el cuerpo ha alcanzado el equilibrio se puede rebajar un poco este porcentaje de alimentos alcalinos, lo cual podrá determinar cada quien de acuerdo con su propia experiencia. El cuerpo será la mejor guía.

Cuando se habla de ácido y alcalino se está haciendo referencia al hidrógeno. El término pH proviene de "potencial de hidrógeno". Desde un punto de vista químico, ácido es una sustancia que libera hidrógeno aportándolo a una solución química, y alcalino es una sustancia que remueve el hidrógeno de dicha solución.

La relación entre ácido y básico (alcalino) está cuantificada en una escala de 1 a 14 y a esa escala se la llama "pH". En dicha escala el número 7 corresponde a una sustancia neutra. Por encima de 7 la sustancia es básica o alcalina, y por debajo es ácida.

En resumen, estas dos sustancias, ácidos y bases (alcalinas), son opuestas y cuando se mezclan en las cantidades correctas se obtiene una sustancia balanceada, es decir, con un pH neutro. La sangre debería mantener un pH de 7,365, esto es, ligeramente básico.

La medición del pH más adecuada es la de la sangre, pero las de la orina y la saliva suelen ser bastante confiables; unos párrafos más adelante se pueden encontrar algunas instrucciones y una útil tabla de control (ver Cuadro 11).

Las enfermedades fisiológicas, en una gran mayoría de casos, son el resultado de altos niveles de ácido que destruyen nuestro balance de pH hasta el punto de llevar al cuerpo a presentar síntomas de enfermedad. Los sistemas regulatorios internos, entre ellos el respiratorio, el circulatorio, el digestivo y los hormonales, trabajan para mantener el muy sensible balance ácido-básico. Cuando falta este balance se pueden presentar, en sus etapas iniciales, síntomas leves como erupciones de piel, dolores de cabeza, alergias, resfriados y problemas en los senos paranasales. Como el cuerpo no puede soportar un desbalance extendido en el tiempo, los problemas de acidificación producen situaciones de salud cada vez más complicadas. Con el deterioro y debilitamiento de los órganos y los sistemas aparecen problemas de tiroides, hígado, glándulas suprarrenales y otros. Si el pH se desvía mucho más hacia la acidez, los niveles de oxígeno en las células se deterioran y el metabolismo celular se detiene.

Ante este peligro de muerte el cuerpo reacciona tomando las reservas de minerales que se encuentran en los tejidos blandos de los huesos (calcio) y de los músculos (magnesio) en donde, por supuesto, se generaran problemas al quedarse sin estos minerales que son claves para su funcionamiento. Allí surgen las bien conocidas enfermedades del esqueleto y los dientes. Los huesos, al perder sus minerales, deterioran su resistencia y flexibilidad, se pierde la densidad ósea y llega la osteoporosis, las articulaciones se inflaman y sobreviene el reumatismo, se desgastan los discos intervertebrales produciendo ciática y otra buena cantidad de enfermedades derivadas de la falta de minerales y agua en los huesos.

Otro factor importante en el que la acidez afecta el funcionamiento del cuerpo es la actividad enzimática. Las enzimas son trabajadoras incansables, y de hecho están detrás de todas las transformaciones bioquímicas de nuestro cuerpo, de las cuales depende todo el funcionamiento de los órganos. Las enzimas solo pueden realizar su trabajo en un medio balanceado. Si el pH no es correcto su actividad puede verse interrumpida o incluso detenerse del todo. Lo primero genera enfermedad y lo segundo, por supuesto, la muerte.

Si la acidez siguiera en aumento y alcanzara tal nivel que la sangre ya no la pudiera nivelar con los recursos robados de los sistemas del cuerpo, para librarse del problema se comenzaría a depositar ese ácido sobrante en los tejidos y en ese momento el sistema linfático, el principal activador del sistema inmunológico, tendría que neutralizarlo. La única manera en que dicho sistema puede actuar para lograr el balance de los tejidos es sacando los ácidos de allí y devolviéndolos a la sangre. Iniciado ya este círculo vicioso, la pérdida de más minerales y de sus funciones primordiales supondría una carga atroz para el hígado y los riñones.

Si los ácidos de los tejidos no son neutralizados por elementos alcalinos los órganos con los que entran en contacto se irritan produciendo inflamación, muchas veces dolorosa, y lesiones o endurecimiento de los tejidos. Muchos casos de eczema o enrojecimiento de la piel se deben a la irritación causada por el sudor excesivamente ácido.

El exceso de ácidos en el cuerpo tiene también otro efecto devastador: la creación de organismos microscópicos como la candidiasis y otras muchas formas de hongos que cuando crecen en cantidades desproporcionadas a nuestras necesidades fisiológicas son en verdad peligrosas. El cuerpo necesita estas microformas, pero en cantidades controladas.

La piel también tiene su forma de manifestar el crecimiento de microformas: pie de atleta, irritaciones, eczemas, manchas, rugosidades, acné y hasta tumores cutáneos pueden ser manifestaciones de acidez interna y de microformas.

Lo grave de las microformas y hongos no son tanto ellas en sí mismas como sus desechos tóxicos acidificantes, llamados micotoxinas y exotoxinas, que se producen cuando digieren vía fermentación la glucosa, las proteínas y las grasas, dejando sus desechos tóxicos ácidos en nuestra sangre y en diversos tejidos, contaminando así los sistemas vitales. Las microformas aman la acidez, les encanta nadar en sus desechos ácidos. Viven en los ambientes bajos en oxígeno que se derivan de la acidez.

Además de los problemas ya mencionados, la acidificación del cuerpo conduce a estados de gran fatiga incluso en estados de reposo físico o mental. Por lo general la persona afectada no tendrá entusiasmo ni ganas de hacer las cosas, y de hacer algo, se cansará rápidamente y le tomará mucho tiempo recuperarse. En estos casos la persona tiende a volverse irritable, a preocuparse mucho, a dormir poco y puede alcanzar estados de depresión. Y es que los minerales como el magnesio, el calcio y el potasio que el sistema nervioso necesita para funcionar de manera adecuada son los minerales alcalinos que el cuerpo se roba para neutralizar los ácidos recibidos a través de la mala alimentación.

Como si todo lo anterior fuera poco, el desbalance también puede producir inflamación e irritación interna, sobrepeso, alergias, fatiga, desórdenes de comportamiento, desbalance neurológico, problemas con el metabolismo del azúcar, problemas de tiroides, daños en articulaciones, úlceras, colitis, infecciones vaginales, pérdida de mielina, artritis, lupus, hernia de hiato, aletargamiento, dolores musculares, esclerosis múltiple, infertilidad, problemas urinarios, mucosidades excesivas, tos habitual, irritaciones de garganta, rinitis, infecciones en los oídos, gripas frecuentes, asma y bronquitis.

Pero no son necesarias sofisticadas herramientas o aparatos para mantener el balance adecuado ácido-básico; se puede conseguir a través de la dieta. Cuando el cuerpo pasa de ser un medio ácido a uno básico, los hongos y microformas dejan de multiplicarse y se revierten a un estado benigno en el cual sus toxinas, ya en cantidades manejables, se pegan a ciertas grasas y minerales y son arrastradas fuera del cuerpo.

Mantener y cuidar el balance ácido-alcalino es un requisito primordial para la buena salud. Así, por ejemplo, las células cancerígenas no consiguen desarrollarse en un medio alcalino. Es, en buena medida, por esta razón que programas de medicina alternativa para curar el cáncer como la terapia Gerson y las dietas de comida cruda vegana (sin alimentos animales de ninguna clase) logran en tantos casos su objetivo, llevando al organismo a un nivel de alcalinidad extraordinario donde el cáncer no puede crecer.

De manera que basta con iniciar el cambio de costumbres alimenticias y comenzar a hacer mediciones de los niveles de acidez del cuerpo. La forma sencilla y económica es con papel para medición de pH, que es posible conseguir en algunas farmacias y tiendas de salud o de elementos químicos. Por supuesto la medición tomada en sangre es la más exacta y se puede hacer en laboratorio, pero la medición tomada en la saliva y la orina que se hace en casa es un muy buen indicador. Una vez se hayan corregido los hábitos alimenticios y el balance ácido alcalino sea el adecuado, no habrá necesidad de volver a usar el papel de medición. En adelante cada quien sentirá y sabrá cómo está su pH.

Si la medición se hace en casa lo ideal es tomarla con la segunda orina de la mañana (ya que la primera contiene ácidos excesivos que han sido eliminados por la noche), luego tomar otra muestra antes del almuerzo y la última antes de la cena. De esta forma se podrá ir viendo cuál es la incidencia de los alimentos en el nivel de pH. Es necesario hacerlo durante al menos una semana para sacar promedios y conclusiones reales.

El papel de medición de pH se coloca sobre la orina, se retira y se compara el color del papel con la guía de colores que trae el paquete.

Para medir con la saliva se debe escupir unas dos veces antes de tomar la muestra para asegurarse de que la saliva se encuentre lo más limpia de bacterias o residuos posible y tomar la tercera muestra de saliva para la medición. Así el pH indicado será más exacto. Nunca se debe tomar después de cepillarse los dientes pues muchas cremas dentales son bastante alcalinas; si llegara a ser ineludible lo mejor será enjuagarse varias veces antes de hacerlo.

Recapitulando, el pH que está por debajo de 7 es ácido y por encima es básico o alcalino. Por supuesto 7 es el pH neutro. Si, como ya se dijo, la sangre debe estar ligeramente básica, alrededor de 7,35 como meta ideal, se debe tener en cuenta que el pH de la saliva es un poco más ácido que el de la sangre, por lo que un nivel aceptable estaría entre 6,8 y 7,2.

El pH de la orina, por su parte, es mucho más "volátil", y puede estar entre 5,8 y 7,8 y ser aceptable. Es común que la

Cuadro 11. Registro del pH

Registro del PH

Fecha	Segunda orina de la mañana	Antes del almuerzo	Antes de la cena	Observaciones
Febrero-01	7,2	7,4	7,4	
Alimentos tomados	Desayuno con jugo verde	Snack de almendras deshidratadas	Almuerzo con ensalada y arroz integral con verduras	
Febrero-02	6,5	6,8	6	Cena fuera de casa del día anterior
Alimentos tomados	Desayuno con cereal	Manzana	Almuerzo pasta con pollo	
Febrero-03	6,4	7	7,2	
Alimentos tomados	Desayuno con cereal	Pepinos	Almuerzo con ensalada	
Febrero-04	7	7,2	7,4	
Alimentos tomados	Desayuno con jugo verde	Banano	Almuerzo curry de verduras	
Febrero-05	7,4	7,6	6,4	Tarde muy estresante en trabajo
Alimentos tomados	Desayuno con jugo verde	Pepinos	Almuerzo ensalada	
Febrero-06	6,6	6,8	6,6	
Alimentos tomados	Desayuno con jugo verde	Manzana	Verduras y pescado	
Febrero-07	6,8	7	7,4	
Alimentos tomados	Desayuno con jugo verde	Pepinos	Almuerzo con ensalada con germinados	

medición al levantarse, como lo explico arriba, esté mucho más ácida, alrededor de 6, que dos horas después de las comidas, cuando debe situarse cerca de 7. El pH de la saliva, por el contrario, es mucho más estable durante el día.

Es de suma relevancia aprender a valorar los cambios en el pH, mas que el valor en sí mismo. Cuando se llevan controles durante varios días se podrá apreciar de forma clara qué alimentos hacen que suba o baje el pH. Allí está la clave, aprender a reconocer cómo reacciona el organismo ante la comida que le es proporcionada.

La acidez de la sangre no se manifiesta, en la mayoría, con una sensación de acidez estomacal. El cuerpo, como dice el refrán popular, "lleva la procesión por dentro". No se debe confundir la acidez estomacal con la acidificación interna del cuerpo. La acidificación de las células no suele tener manifestaciones externas perceptibles, salvo las mencionadas de la piel, hasta que un día llegan los síntomas de una enfermedad grave: por eso se habla del enemigo oculto. Esta acidificación interna es imperceptible y su actividad destructora es constante. Va haciendo daño poco a poco, con cada comida, sin que nos percatemos de lo que está pasando.

El pH de los alimentos

En el Cuadro 12 se pueden encontrar los valores aproximados de potencial de acidez para una gran cantidad de alimentos. Esta es una indicación relativa sobre lo acidificante o alcalinizante que resulta un alimento al ser ingerido. No es el valor absoluto de pH del alimento sino su potencial relativo de producir mayor o menor acidez en el organismo humano.

Aparte de su valor absoluto los alimentos que comemos tienen un efecto sobre el pH de la sangre, en especial después de ser metabolizados porque dejan residuos acidificantes o alcalinizantes en la sangre.

Las proteínas animales como la carne, el cerdo y el pescado, además de las legumbres y los carbohidratos simples como las harinas refinadas y el azúcar, crean todos una condición ácida después de su metabolismo dejando residuos altamente acidificantes como ácido carbónico, ácido sulfúrico y ácido fosfórico.

Ratones sometidos a dietas ricas en ácido fosfórico mueren de manera prematura y con signos de envejecimiento avanzado.

Por el contrario, muchas frutas y todos los vegetales, después de ser metabolizados, dejan minerales como potasio, magnesio, hierro, sodio y calcio que contrarrestan la acción de los ácidos y por tanto alcalinizan el organismo.

Los alimentos precedidos del signo (-) son acidificantes, y entre más grande el numero negativo mayor acidificación produce. Los precedidos del signo (+) son alimentos alcalinizantes. Por supuesto, a mayor valor mejor el alimento por sus propiedades alcalinas.

Si se revisa con cuidado el Cuadro 12, se podrá comprobar que la mayoría de los alimentos mencionados en el capítulo 5 como evitables o eliminables son también los que figuran con el signo (-) y con valores altos de acidificación para el cuerpo.

Todos los vegetales y las frutas bajas en azúcar de la lista tienen, en cambio, valores positivos. Es decir, son los que alcalinizan el organismo y por ello también deben ser la fuente principal de la dieta.

El Cuadro 12 ofrece valores relativos para hacer más fácil la comprensión del concepto de pH, de manera que se pueda distinguir la capacidad de un alimento para ser, una vez digerido, más o menos ácido o alcalino y al compararlos entre sí, cuáles son, en proporción, más o menos ácidos o alcalinos.

No obstante, dado que en ocasiones algunos alimentos especifican su pH absoluto, es decir, su valor en la tabla de pH, es también relevante conocer que la escala absoluta de valores de pH es una escala logarítmica, como lo muestra la Gráfica 8.

En términos prácticos es bueno saber que un pH de 4 en la escala absoluta es diez veces más ácido que un pH 5 y cien (10x10) veces más ácido que un pH seis en la misma escala.

Cuadro 12. El pH de los alimentos

Potencial aproximado de acidez de algunos aumentos
(–) acidificante
(+) alcalanizante

Vegetales y frutas bajas en azúcar	
Guisantes maduros	+0,5
Espárragos	+1,1
Alcachofas	+1,3
Repollo verde	+2,0
Lechuga	+2,2
Cebolla	+3,0
Coliflor	+3,1
Rábano blanco	+3,1
Repollo blanco	+3,3
Lechuga tipo lamb	+4,8
Arvejas frescas	+5,1
Calabacín	+5,7
Repollo rojo	+6,3
Rábano picante	+6,8
Puerros	+7,2
Berros	+7,7
Nabos	+8,0
Lima	+8,2
Cebolletas	+8,3
Zanahoria	+9,5
Limón	+9,9
Guisantes frescos	+11,2
Remolacha fresca	+11,3
Espinaca	+13,1
Ajo	+13,2
Apio	+13,3
Tomate	+13,6
Lechuga tipo repollo	+14,1
Endivias frescas	+14,5
Aguacate	+15,6
Rábano rojo	+16,7
Pimienta cayena	+18,8
Pasto paja	+21,4
Pasto cola de caballo	+21,7
Diente de león	+22,7
Pasto de kamut	+27,6
Germinados de rábano	+28,4
Semillas de chía germinadas	+28,5
Pasto de cebada	+28,7
Germinados de soya	+29,5
Pasto de alfalfa	+29,3
Pasto de trigo (wheatgrass)	+33,8
Rábano negro	+39,4

Granos orgánicos y legumbres frescas	
Arroz integral	−12,5
Trigo	−10,1
Trigo sarraceno	−0,5
Mijo	−0,5
Espelta	−0,5
Lentejas	+0,6
Harina de soya	+2,5
Tofu	+3,2
Tirabeques	+12,0
Soya fresca	+12,0
Habichuelas	+12,3
Soya granulada cocida	+12,8
Nueces de soya deshidratadas	+26,5
Lecitina de soya pura	+38,0
Nueces y semillas	
Nuez (nogal)	−8,0
Semillas de calabaza	−5,6
Semillas de girasol	−5,4
Nueces de macadamia	−3,2
Avellanas	−2,0
Semillas de lino	−1,3
Nueces de brasil	−0,5
Semillas de sésamo	+0,5
Semillas de comino	+1,1
Semillas de hinojo	+1,3
Almendras	+3,6
Grasas (extraídas bajo presión en frío)	
Aceite de girasol	−6,7
Ghee (mantequilla certificada)	−1,6
Leche de coco	−1,5
Aceite de oliva	+1,0
Aceite de borraja	+3,2
Aceite de lino	+3,5
Aceite "evening prime rose"	+4,1
Pescado	
Pescado de agua dulce	−11,8
Frutas	
Piña	−12,6
Banana madura	−10,1
Pera	−9,9
Melocotón	−9,7
Albaricoque	−9,5
Papaya	−9,4
Naranja	−9,2
Mango	−8,7
Mandarina	−8,5
Uva pasa corinto	−8,2
Uva madura	−7,6
Uva pasa negra	−6,1
Fresa	−5,4
Arándano	−5,3

Frutas	
Frambuesa	−5,1
Ciruela amarilla	−4,9
Datil	−4,7
Cereza dulce	−3,6
Melón cantalupe	−2,5
Uva pasa roja	−2,4
Pomelo	−1,7
Sandía	−1,0
Coco fresco	+0,5
Cereza ácida	+3,5
Banano verde	+4,8

Maíz	−9,6
Papas almacenadas	+2,0

Animales	
Cerdo	−38,0
Ternera	−35,0
Carne de res	−34,5
Pescado de mar	−20,0
Pollo	−20,0
Huevos	−20,0
Ostras	−5,0
Hígado	−3,0
Leche y derivados	
Queso maduro	−18,3
Queso fresco	−17,3
Crema de leche	−3,9
Leche homogenizada	−1,0
Suero	+1,3
Panes y pastelería	
Pan blanco	−10,0
Pan integral	−4,5
Pan de centeno	−2,5
Nueces	
Pistachos	−16,6
Maní	−12,8
Anacardos	−9,3
Grasas	
Margarina	−7,6
Aceite de maíz	−6,5
Mantequilla	−3,9
Dulces	
Educolorantes artificiales	−26,5
Azúcar refinada	−17,6
Azúcar de remolacha	−15,1
Fructosa	−9,5
Lactosa	−9,4
Sirope de malta de cebada	−9,3

Dulces	
Sirope de arroz integral	−8,7
Miel	−7,6
Condimentos	
Vinagre	−39,4
Salsa de soya	−36,2
Mostaza	−19,2
Mayonesa	−12,5
Salsa de tomate	−12,4
Bebidas	
Bebidas alcohólicas	−28,6 a 38,7
Jugo de frutas con azúcar refinada	−33,4
Té negro	−27,1
Cerveza	−26,8
Café	−25,1
Vino	−16,4
Jugo de frutas naturales (empacado)	−8,7

Fuente: Dr. Robert O. Young y Shelley Redford Young, *The pH miracle.*

Un alimento con pH 4 es cien veces más acidificante que uno con pH 6 y uno con pH 3 es 1.000 veces más acidificante que uno con pH 6.

La Gráfica 8 debe servir para comprender que los alimentos con pH menores a 5 deben ser generalmente evitados y

Gráfica 8. Concentración de acidez basada en unidades de pH

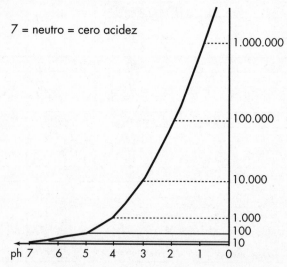

Fuente: Jacques Fontaine, *Terrain acidifié*, Ediciones Jouvence, Ginebra, 1990.

aun mejor eliminados de la alimentación pues su poder aci-dificante es muy alto. No obstante, como he mencionado, el valor más importante para la aplicación diaria en la alimentación no es el valor absoluto del pH del alimento, sino el relativo que se muestra en el Cuadro 12. Hay alimentos como el limón que tienen un pH intrínseco ácido, pero sus efectos al digerirse son alcalinizantes, dada su importante carga de minerales.

Es importante recalcar que –como se ha dicho, no todos los organismos funcionan igual– estos valores de pH son indicadores generales acerca de cómo afecta un alimento el balance del cuerpo, pero cada persona tiene un comportamiento único de acuerdo con su fisiología interna. Cada quien podrá determinar en qué medida un alimento acidifica más o menos. No obstante, como indicadores, son un buen punto de partida para el aprendizaje y conocimiento propios.

Aparte de conocer el significado de los valores de pH, también hay que saber que no todos los ácidos son iguales. Existen ácidos llamados "débiles" y otros llamados "fuertes". La mayoría de los ácidos se encuentran en la naturaleza combinados con algún elemento alcalino; cuando este elemento alcalino que acompaña al ácido es fuerte (en términos químicos), entonces el ácido se llama "débil". Por el contrario, si la parte alcalina del ácido es débil, se trata de un ácido "fuerte".

Los ácidos fuertes se encuentran principalmente en los alimentos de origen animal, siendo en su mayoría ácidos úrico, sulfúrico y fosfórico. La eliminación de estos ácidos requiere una neutralización significativa, tarea que es ejecutada por el hígado y por el trabajo de eliminación de los riñones. Dado que estos solo pueden eliminar una cantidad determinada de ácidos fuertes cada día, los excesos terminan almacenándose en los tejidos. Es imprescindible, por lo tanto, vigilar el consumo de proteína animal.

Los ácidos débiles se encuentran por lo general en las plantas, con la excepción del suero de leche, que es de origen animal. Los ácidos débiles incluyen el cítrico, oxálico, pirúvico y el acetil-salicílico. Los ácidos débiles se llaman también volátiles dado que una vez oxidados son eliminados por los pulmones en forma de vapores y gases. Su eliminación es sencilla y no hay límites para la cantidad que puede ser expulsada del cuerpo por los riñones, a diferencia de los ácidos fuertes. Cuando el cuerpo necesita incrementar la eliminación de ácidos volátiles lo hace incrementando la tasa de respiración. La cantidad de ácidos débiles que pueden ser eliminados solo depende de qué tan rápido y profundo pueda respirar una persona.

Es evidente entonces que la eliminación de los ácidos débiles no constituye un problema, mientras que los ácidos fuertes de las proteínas animales se convierten en una sobrecarga para el hígado y los riñones.

Para contribuir a un mejor discernimiento de los valores de pH, vale la pena comentar algunos de los indicadores que se registran en el Cuadro 12.

Vegetales y frutas bajas en azúcar. Todos son alcalinizantes. Son alimentos maravillosos que aportarán al cuerpo ese porcentaje alcalino necesario para el equilibrio. Es vital incluirlas en las dietas occidentales tan cargadas de comida acidificante.

El poder alcalinizante de los germinados y los pastos de cereales es enorme. Son alimentos muy poco usados en Occidente y muy difundidos en los países asiáticos. Los germinados son un alimento vivo de un poder nutricional incomparable y además son una fuente de alcalinidad estupenda. Son muy sencillos de obtener y ofrecen beneficios de todo tipo.

Los pastos de cereales, entre los cuales el más conocido es el de trigo o *wheatgrass* (que nada tiene que ver con el trigo) son un poderoso alcalinizante. Cada vez son más fáciles de conseguir los pastos frescos que pueden tomarse en forma de zumo o extracto, aunque también se venden en polvo para mezclar con agua o en forma de pastillas para tomar. Hablaré más extensamente de ellos en el capítulo 7.

Dentro de los mejores alcalinizantes están también los rábanos, las hojas verdes (endivias, espinacas, acelgas, lechugas, kale, etcétera), el aguacate y algunos que pueden sorprender como la pimienta cayena y el limón, así tengan apariencia picante y ácida; su gran contenido mineral los convierte en alcalinizantes.

Aunque no figuran en la tabla, también son de gran ayuda los llamados hongos medicinales como el maitake, reishi y shitake, así como las algas de mar en todas sus variedades (nori, kombu, wakame, kelp y dulce); el daikon (una especie de rábano) y el umeboshi (ciruela japonesa en salmuera), que hacen parte de la cocina japonesa y de otros países de Oriente, son además gran fuente de minerales.

Granos orgánicos y legumbres frescas. Cabe destacar el poder de la lecitina de soya y de las nueces o habas de soya deshidratadas, así como el de las habichuelas, la soya verde fresca (*edamame,* en japonés) y los tirabeques o judías verdes planas. Las lentejas son levemente alcalinizantes, mientras que el trigo y el arroz integral son acidificantes. Si el arroz o el trigo no son integrales, el valor acidificante es bastante mayor pues han perdido los minerales del salvado y del recubrimiento del grano. Es por lo anterior que estos cereales siempre deben comerse integrales y en compañía de verduras, tal como se suele hacer en muchos de los países más saludables del mundo como Laos o la China rural.

Nueces y semillas. Casi todas las nueces, con excepción de las almendras, y las semillas, salvo las de hinojo y comino (que no son muy populares en las dietas actuales), son acidificantes. Aun cuando tienen otras maravillosas propiedades debe siempre tenerse en cuenta este aspecto, sobre todo cuando se busca llevar al cuerpo a un estado de balance. Con un buen balance es aconsejable comer nueces y semillas, de preferencia acompañadas con alimentos alcalinos, por ejemplo una ensalada con nueces y semillas.

Grasas. Todos los aceites y margarinas industriales procesados a altas temperaturas son acidificantes, además de contener gran cantidad de radicales libres que destruyen nuestras células. Deben evitarse.

Los aceites de oliva, borraja y lino son ventajosos solo si han sido prensados en frío.

Frutas. La gran mayoría de las frutas con mediano o alto contenido de azúcar son acidificantes para el organismo. Se exceptúan el banano y las cerezas aún verdes y el coco fresco, que sí son alcalinos. Los dátiles, si son orgánicos y sin azúcar añadida, se pueden incluir entre los alcalinizantes pues proporcionan una gran cantidad de minerales básicos.

Las frutas secas no orgánicas suelen ser preservadas con ácido cítrico y en muchas ocasiones se les añade azúcar, lo cual incrementa mucho su acidez. Por ejemplo, un mango seco industrial contra un mango fresco tiene una diferencia significativa, ya que su pH pasa de 3,7 a 3,3. Como se ve en el Gráfico 8, dado que la escala de pH es logarítmica, estas cuatro décimas hacen una muy grande diferencia, y resulta ser el mango seco industrial casi tres veces más acidificante que en su estado de fruta natural. Por esto es importante que las frutas secas sean, siempre que se pueda, ecológicas, y sobre todo que no contengan ácidos, ni azúcares añadidos.

Animales. Las proteínas de fuente animal son muy acidificantes y entre ellas las peores son las del cerdo y la ternera.

Los alimentos animales ricos en proteínas son acidificantes porque su digestión produce aminoácidos y porque sus proteínas, una vez han sido utilizadas por las células del cuerpo, crearán desechos de degradación ácidos. Los aminoácidos de fuente animal siempre contendrán fósforo y sulfuro, dos minerales acidificantes. La carne de res también contiene ácido úrico.

Los embutidos, jamones y demás carnes procesadas industrialmente tienen además de la naturaleza ácida intrínseca de sus carnes el agravante de los ácidos añadidos para su conservación.

Otro factor que agrava el efecto ácido del consumo de proteínas animales es que por lo regular, sobre todo en las comidas rápidas, se utilizan aceites y grasas para freír que son acidificantes en extremo.

El consumo de animales debe ser limitado, y si se comen, siempre deben ser acompañados con alimentos de la lista alcalina en mayor porcentaje. Consierando que la mayoría de las personas tienen un desequilibrio ácido, una combinación de 70% alcalinizantes y de 30% acidificantes debería ser el objetivo en cada comida para ir logrando un balance perfecto en la sangre sin detrimento de los minerales del cuerpo.

En muchos países orientales siempre la proporción de alimentos vegetales es mayor a la de los animales. En Occidente hacemos todo lo contrario.

Panes y pastelería. Sin excepción, los productos de pastelería y panadería son acidificantes, tanto por su contenido intrínseco como por los ingredientes que utilizan en su preparación, como azúcar, huevos, lácteos, edulcorantes y grasas.

Un *croissant*, por ejemplo, lleva harina refinada, mantequilla, leche y azúcar. Este es el desayuno de una buena parte de las personas del hemisferio occidental, una pésima forma de iniciar el día.

Los productos de pastelería deben evitarse o reducirse, al igual que los animales, y si se consumen deben ir acompañados con alimentos alcalinos a fin de compensar su alto efecto ácido.

Dulces. Además de los ya diversos efectos negativos sobre el organismo que se han expuesto, el azúcar y todos los edulcorantes son de carácter muy acidificante. Siempre que se consume azúcar o edulcorantes se acidifica el cuerpo de manera contundente.

Vinagre. El vinagre es uno de los mayores acidificantes, con un potencial de acidificación de los más altos de la tabla que nos muestra las diferencias relativas de pH, -38,4, y un pH absoluto del 2,5, y es en realidad muy peligroso para la salud. Debe evitarse siempre que sea posible y si se va a consumir mejor si se trata de un vinagre crudo de sidra de manzana. Si no es crudo sino pasteurizado será también acidificante.

La acidez de los alimentos procesados

Los alimentos que sufren algún proceso industrial, envasados o enlatados, por ejemplo, según el departamento para la ciencia de los alimentos de Estados Unidos, incrementan notablemente sus niveles de acidificación. Un tomate enlatado tiene un pH de 4 y una lata de habichuelas un pH de 5, no extremo pero sí muy ácido. Dos alimentos que en su origen natural son

alcalinizantes (ver Cuadro 12) se convierten en altamente acidificantes por el proceso industrial, dado que, en casi todos los casos, en
estos procesos se añade ácido acético o también cítrico o málico, y
en otros, como la salsa de tomate o la mayoría de las salsas, porque
también se les agrega azúcar. La salsa de tomate tiene un pH de
3,6, una mayonesa 3,7 y una mermelada 3,1; también muy ácidos.

La industria de los alimentos convierte entonces lo que en
la naturaleza es un excelente alcalino en un alimento acidificante y con escaso o ningún valor nutricional.

El pH del agua

Es muy importante conocer el pH del agua que bebemos todos
los días. Muchas de las mediciones que conozco sobre agua de grifo, y la mayoría de las aguas embotelladas, presentan un pH ácido.

Considerando que nuestro cuerpo es 70% agua y que debemos tomar todos los días muchísima agua, es importante buscar
aguas minerales de naturaleza alcalina y si se descubre que el
agua del grifo es acida habría que tratarla para hacerla básica. El
impacto del agua en el balance ácido-alcalino es fundamental.

Para medir el pH del agua basta con usar la cinta o papel de
medición y comparar su valor con la escala. Si el pH es ácido,
se puede hacer más alcalino. Se puede llevar el agua hasta un
pH de 7,5 de manera ideal. Hay diversas formas para mejorar el
pH: son recomendables las gotas comerciales para bajar pH.
Existen otras entre las que vale destacar el ionizador de agua,
bastante costoso, pero ofrece grandes ventajas para obtener un
agua pura y alcalina.

La respiración

Otro elemento clave para que el cuerpo mantenga su balance
ácido-básico es la respiración. En efecto, a través de la calidad

de nuestra respiración es posible llevar el cuerpo de un lado al otro de la balanza. En las antiguas filosofías orientales se afirma que "somos lo que comemos y respiramos". Hoy sabemos que esto es cierto, no solo por el lado de la alimentación, sino por el aire que respiramos y la manera como lo hacemos, que afectan nuestro estado físico interno. El respirar de forma profunda, lenta, continua y balanceada (que la duración de las inhalaciones y las exhalaciones sea igual), ayuda a mantener el pH estable.

Por desgracia, en el mundo actual nos hemos olvidado de respirar correctamente. Un bebé, por ejemplo, tiene un movimiento respiratorio continuo, incesante. Nacemos con esta misma funcionalidad y capacidad pero con los años se olvida, de manera que la mayoría respira con pausas, paramos de respirar para hacer un trabajo, para concentrarnos en algo o cuando nos metemos en problemas. De igual forma, casi todos respiramos de manera incompleta, solo con la parte superior de los pulmones. Hay que volver a la respiración completa desde el ombligo hasta la parte alta de nuestros hombros, para respirar de verdad.

Tome unos minutos y repare en su respiración. Hacer conciencia sobre su respiración es algo que le reportará muchos beneficios, más allá del balance del pH. Respirar profundamente aquieta su mente y sus sentidos, favorece el intercambio celular y mejora todos los procesos internos que requieren oxígeno. Bien vale la pena trabajar en la respiración. El yoga es un maravilloso ejercicio para aprender a respirar.

Comprender lo que sucede con la sangre y su balance ácido–alcalino derivado de la alimentación y la respiración es algo tan importante y tan fácil de aplicar que es difícil de creer. Pensar que se puede eliminar el reflujo gástrico, una úlcera o dejar para siempre de tomar antiácidos y otros medicamentos con solo cambiar la forma de alimentarse puede ser un motivo de incredulidad. Más aún si se trata de prevenir, controlar o reversar enfermedades degenerativas como la artritis, la diabetes o el cáncer. La forma de despejar cualquier duda sobre su efectividad es aplicar esta sencilla teoría en la dieta diaria. Los cambios a nivel físico, energético y emocional serán sorprendentes. Además de evitar cientos de enfermedades alcanzará su peso ideal, tendrá una piel radiante y un nivel de energía inusitado. Desaparecerá el cansancio permanente y se recobrará la vitalidad.

CAPÍTULO 6

EL CAMBIO HACIA LA ALIMENTACIÓN CON VIDA

Ocho pasos para el cambio

Las indicaciones siguientes pretenden promover un estado de salud incomparable, ya sea que se padezca una enfermedad grave o que se tenga una salud normal.

1. Iniciar con agua pura

El agua es una sustancia mucho más importante de lo que pensamos. Hoy sabemos que la deshidratación puede desencadenar muchas de las enfermedades. El tener un consumo adecuado de agua pura cada día evita que las células se deshidraten y se inicien procesos degenerativos que llevarán a la enfermedad.

El planeta Tierra está compuesto por un 70% de agua, tanto como tiene el cuerpo de los seres humanos, o algo más dependiendo de la edad. Necesitamos beber mucha agua pura y tomar alimentos ricos en agua como las verduras y las frutas.

Se puede pensar que beber té, café o gaseosas sustituye al agua pura, lo cual es un grave error. Es cierto que estas bebidas contienen agua pero también una cantidad de agentes deshidratantes que al final resultan en una pérdida de agua neta para el cuerpo. Esto es, terminan robando agua de nuestras reservas en lugar de ser aportantes de este líquido vital.

El estilo de vida actual ha llevado a tener una dependencia casi absoluta de las bebidas procesadas. A los niños se les enseña desde muy temprano a beber gaseosas con lo cual se pierde el buen hábito de beber agua pues el gusto azucarado y la publicidad prevalecen sobre el del agua.

Recuperar el agua pura, y mejor si es mineral, en el día a día de nuestras vidas es una de las tareas importantes que cualquier dieta sana debe emprender.

El agua debe ser, en lo posible, de un nacimiento natural, ligeramente alcalina y con un contenido mineral débil. Así se conseguirá un aporte de minerales importantes para el organismo pero no excesivo pues son requeridos en bajas cantidades (por eso se llaman oligoelementos, en referencia a su baja cantidad). Si bien son minerales importantes, el exceso de algunos de ellos, incluso aquellos esenciales para la vida como el cobalto o el cromo, puede generar diversos problemas de toxicidad; de otra parte, mucho contenido mineral termina deshidratando pues por ósmosis[48] se roban el agua de las células.

Existe un delicado balance de minerales en el cuerpo y el agua ideal debería tener una cantidad de minerales que mantenga ese perfecto balance. Este aporte de minerales adecuado se mide por un parámetro llamado TDS (por la sigla de su nombre en inglés), total de sólidos disueltos, llamado también residuo seco. Entre más bajo sea este parámetro más pura va a ser el agua y mejor la hidratación celular. En cualquier caso es recomendable que el agua tenga un residuo seco inferior a 500 mg/l. Si además de una mineralización adecuada el agua es de un nacimiento natural, y se consigue que tenga un pH un poco superior a 7, entonces se obtendrá el agua ideal para beber.

---

[48] Según el *Diccionario de la lengua española* (Espasa-Calpe, 2005), es un fenómeno que consiste en el paso recíproco de líquidos de distinta densidad a través de una membrana semipermeable que los separa.

Como en cada país las marcas difieren, es importante verificar que el agua que se consiga cumpla con estos criterios. Por lo general, las aguas embotelladas indican su fuente (si es de manantial natural), su residuo seco (TDS) y su pH. Si este último no viene indicado se puede medir con la misma cinta mencionada en el capítulo anterior.

Se debe tener cierta precaución con aguas embotelladas que dicen ser naturales pero que no son más que agua corriente filtrada. El agua mineral debe estar etiquetada como tal.

En la mañana, a la hora del levantarse, tenemos el cuerpo altamente deshidratado debido a las horas de ayuno nocturno, razón por la cual es vital que el primer alimento que reciba sea agua pura. Y se puede beber toda el agua que cada quien sea capaz de tomar. Algunos consiguen ingerir hasta un litro en esta primera toma del día. Esto permitirá que el organismo recupere el agua perdida durante la noche y se revitalicen los procesos celulares. Es mejor esperar media hora antes de proceder con otros alimentos de manera que el agua por sí sola pueda llevar a cabo su trabajo de rehidratación

Durante el día es recomendable beber agua siempre media hora antes de las comidas y dos horas y media después de ellas. Cuando se toma agua antes de las comidas se absorbe de inmediato en el intestino y luego una cantidad casi idéntica de agua regresa a través de la capa glandular en la mucosa del estómago. Esto será una enorme ayuda para los procesos digestivos y sobre todo para las personas con problemas de acidez, gastritis o úlceras pépticas.

No es aconsejable beber líquidos durante las comidas, una muy arraigada costumbre en Occidente. Cuando se beben líquidos durante las comidas, estos diluyen los jugos gástricos haciéndolos menos efectivos para hacer su trabajo digestivo.

Por regla general se podrían beber durante el día entre ocho y diez vasos de 250 ml de agua pura, es decir, de dos a dos y medio litros de agua al día.

Para las personas que tienen dificultad en beber agua en su estado natural, se le puede añadir un poco de limón, o sal del

Himalaya[49] o sal marina, con lo cual no solo se le da sabor sino que se enriquece con minerales, vitaminas, enzimas y fitonutrientes.

Antes de acostarse también puede beber un poco de agua para ayudar a que la deshidratación nocturna sea menor.

Un eficiente indicador de una buena hidratación es el color de la orina. Si es transparente el cuerpo está bien hidratado, si es amarilla es señal de un cuerpo deshidratado y si el tono es naranja o amarillo muy fuerte, revela una grave deshidratación. Esta apreciación de colores es válida siempre y cuando no se hayan tomado aditivos, colorantes o medicamentos que cambien el color de la orina. La primera orina de la mañana, en condiciones normales, es siempre amarilla, justamente porque el cuerpo amanece deshidratado.

2. Desayuno verde

Uno de los cambios más relevantes en la alimentación que busca darle valor y densidad nutricional quizá sea el del desayuno.

En los países de Occidente rompemos el ayuno nocturno de muy mala manera, con panes, mermeladas, huevos, salchichas, tocineta, embutidos, café, yogures y cereales procesados. Es un verdadero crimen contra el organismo. Todos estos productos son muy acidificantes, llevan una alta carga de proteína animal y varios de ellos se convierten en glucosa, elevando la carga de glicemia en la sangre. Otros son altos en grasas saturadas. Casi todos son muy bajos en agua y fibra, con lo cual promueven la constipación. Una mala forma de iniciar el día, con una pesada digestión luego de una larga noche de ayuno.

El desayuno debería ser, por el contrario, una inyección de nutrición y energía. Se podrían elegir, entonces, alimentos

---

[49] Cristales de sal que alguna vez fue marina y se encuentra en las montañas del Himalaya. Por estar libre de toxinas y contaminantes es considerada la sal más pura del planeta.

similares a los que necesitamos en el resto de las comidas, alcalinizantes y con alta densidad nutricional.

Aunque suene muy extraño, una buena idea para iniciar el día sería con verduras al vapor, un *wrap* vegetal, una sopa de verduras, un jugo o una ensalada, pero uno o varios zumos verdes durante la mañana ofrecerían el más alto valor nutritivo.

Los zumos o jugos de hojas verdes aportan todo el poder de los alimentos más densos de la naturaleza y llenan de vitalidad a quien enfrenta una mañana de trabajo o deporte. Las hojas verdes convierten la energía del sol en alimento para los seres vivos, aportándoles minerales, fitonutrientes, enzimas, vitaminas y proteínas con alto poder alcalinizante y con muy pocas calorías totales.

Un organismo que inicia el día con agua, seguido de zumos verdes, tendrá garantizado el mejor aporte nutricional posible y la química del cuerpo arrancará el día siendo alcalina, con lo cual todos los procesos celulares estarán llenos de salud.

En el anexo de este libro se pueden encontrar algunas preparaciones de jugos o zumos verdes, y son apenas unas cuantas variaciones de muchas otras posibles.

La clave es que el componente principal del zumo sean las hojas verdes: lechugas de todo tipo, kale (col crespa), hojas de brócoli, hojas de coliflor, hojas de zanahoria, espinacas, acelgas, apio (tanto tallo como hojas), hojas de remolacha, rúcula, berros y cualquier otra hoja verde que encuentres sabrosa. Como aderezo recomiendo utilizar limón y jengibre, también se puede usar pimienta cayena. Los zumos verdes mejoran mucho su sabor y su contenido nutricional se amplía agregando alguna fruta como manzana, pera, mango o naranja. Para iniciar con los zumos verdes es recomendable agregar fruta si no se toleran bien los sabores amargos, salvo que se sufra de diabetes o si se tiene alguna enfermedad degenerativa, como cáncer, en cuyo caso es mejor que no haya fruta en el zumo (salvo el limón o la toronja), para evitar el impacto de la glucosa en la sangre.

Si no es posible desayunar con zumos verdes, se puede tratar con una sopa de verduras, verduras al vapor o una buena ensalada.

Incluso para los niños que pudieran sentir rechazo al color verde, se puede agregar un poco de cocoa y fruta para darle así color de chocolate y un sabor más dulce. Lo importante es que tomen las hojas verdes aun cuando se disfracen con el color y sabor del chocolate que, dicho sea de paso, es también un alimento maravilloso cuando se consume en su forma natural, es decir crudo, sin leche y sin azúcares. Muchos países en Oriente usan las verduras en el desayuno: sopa de verduras, verduras fermentadas, miso, cereales remojados o fermentados de arroz o avena y fruta.

Tener una primera comida baja en carbohidratos simples, alta en fibra, con alto contenido de agua y con alto poder nutricional es un maravilloso regalo para el cuerpo cada inicio del día.

A lo largo de la mañana se puede repetir el zumo verde o si no se llega hasta el almuerzo vale tomar una fruta o algún cereal integral natural, y preferiblemente semillas de chía o avena remojada del día anterior para facilitar su digestibilidad y hacerla más nutritiva. Otros cereales que se pueden tomar son el amaranto, la quínoa, el kamut o el arroz; por supuesto cualquier mezcla con estos cereales aportará una nutrición variada y poderosa. En lugar de leche de vaca para acompañar el cereal se puede usar leche de almendras, de arroz, de avena o quínoa. Si se prefiere darle un gusto dulce se puede utilizar estevia en hojas, xylitol, alguna fruta seca sin azúcar ni conservantes, como los dátiles, o un poquito de miel, en este ordén de preferencia.

Lo ideal para preparar los zumos verdes es hacerlos en una máquina que sea "masticadora", es decir, que por presión mecánica sobre las verduras arranque el jugo que tienen dentro sin centrifugar los alimentos, como lo hacen la licuadora y otras máquinas para preparar jugos. Las máquinas masticadoras son las mejores para conservar vivas todas las propiedades nutricionales y energéticas de las plantas. No obstante, preparar los jugos en una licuadora o con un ayudante de cocina es también una excelente alternativa. Siempre será más fácil de digerir el zumo extraído con presión mecánica que el jugo obtenido por centrifugado, por lo que las personas con problemas digestivos deben utilizar este método de manera preferente. La ventaja del jugo sobre el zumo es que contiene una mayor cantidad de fibra, lo cual también hace que sea más saciante y ayude en un mejor tránsito intestinal.

Los libros sobre jugos verdes publicados por Victoria Boutenko son muy ilustrativos y contienen una gran cantidad de alternativas maravillosas.

Si se ensaya este desayuno durante unas tres o cuatro semanas aseguro que luego no se abandonará. El cambio energético en la digestión y en la salud es en verdad muy significativo.

Si se descubre que el cambio en el desayuno es positivo, entonces se puede intentar con las restantes comidas durante el día. Las plantas y no los animales pasarán a ser las protagonistas de la cocina. Entre mayor sea la cantidad de alimentos basados en plantas mejor irá la salud.

Las conclusiones de *El estudio de China* son claras: entre más bajo sea el porcentaje de proteína animal que consuma mejor será su salud, aun cuando ese porcentaje baje al cero de las calorías consumidas.

3. La maravillosa opción de las plantas

Podremos alimentarnos de manera ideal con los siguientes grupos de comidas:

Clase de alimento	Algunos ejemplos
Frutas y vegetales	Coco, cacao crudo, naranja, okra, kiwi, pimiento rojo, manzana, pepino o cocombro, tomate, aguacate, calabacín, arándanos, fresas, pimientos verdes, frambuesas, calabazas, moras, mangos, berenjena, pera, melón, papaya, toronja, melocotón

Clase de alimento	Algunos ejemplos
Flores	Brócoli, coliflor (se consumen regularmente pocas de las muchas variedades de flores comestibles que existen)
Tallos y hojas	Espinaca, alcachofa, kale o col crespa, lechugas, repollos, col rizada, apio, espárragos, repollitas de Bruselas, hojas de remolacha, grelos, bok choi, rúgula, endivias, cilantro, perejil, ruibarbo
Algas	Nori, wakame, dulse, agar agar, espagueti de mar, espirulina, chlorella
Raíces	Cebollas, ajos, rábanos, jengibre, puerros
Raíces ricas en almidón	Papas, remolachas, yuca, boniato, zanahoria, yacon
Legumbres	Arvejas, lentejas en todas sus variedades, azukis, soya verde, frijol rojo, frijol negro, frijol pinto, garbanzos, frijol blanco, maní
Hongos	Champiñones, portobelo, shitake, setas de cardo, cremini, reishi, maitake, enoki
Nueces	Almendras, macadamia, marañón o anacardo, nuez pecana, nueces, bellotas, pistachos, avellanas
Granos integrales	Arroz, maíz, mijo, sorgo, amaranto, avena, centeno, cebada, trigo sarraceno, kamut, espelta y quínoa

De manera que no se trata, como piensan muchos, de comer solo lechuga. Hay ochocientos millones de vegetarianos en el planeta que, aunque resulte extraño, comen bien, alimentos deliciosos, nutritivos y viven delgados y con mejor salud que los omnívoros.

Existen infinidad de recetas de comida vegetariana y vegana[50] que pasan por la comida cocinada hasta la comida cruda, con innumerables posibilidades y preparaciones.

En la cocina étnica, especialmente la oriental, hay mucho que aprender: la cocina popular de Laos, Tailandia, Camboya, Vietnam, China, Japón, India y la comida Árabe ofrecen un sinnúmero de opciones vegetarianas con sabrosos y variados platos, exóticos y diferentes, que darán variedad y placer a las comidas.

La ensalada como plato principal

Hemos hablado de los vegetales en general. No obstante, para una persona que no está enferma y quiere mantener y elevar su nivel de salud y bajar de peso el objetivo debe ser al menos 51% de su alimentación con verduras crudas. Para una persona con enfermedad degenerativa, este porcentaje debería subir hasta un 80%.

Es relevante considerar que cuando se come crudo se obtienen muchos más nutrientes de la comida y por tanto se come menos cantidad, al comer menos se tiene el efecto de reducción de peso, y aún más importante, se alarga la vida de forma saludable.

Algunas personas tienen dificultad para digerir los alimentos crudos, sobre todo cuando nunca han hecho parte de su dieta. Es importante, en general, iniciar la transición de forma paulatina. La gran mayoría se adapta rápidamente y sin problemas.

---

[50] Vegano es quien se abstiene de comer cualquier cosa cuyo origen sea animal.

Mi recomendación es iniciar cada comida con un buen plato de verduras crudas. Hay multitud de maneras para preparar ensaladas y verduras sin cocer de manera que resulten platos atractivos y sabrosos (ver recetas al final del libro). Como los alimentos crudos están llenos de fibra, llenan más rápido. El control exitoso del peso y de la salud en el largo plazo están relacionados con el consumo de verduras en su estado natural sin cocinar.

Cada vez hay más restaurantes vegetarianos y veganos crudos en el mundo, cada vez encontramos en los supermercados ecológicos más opciones maravillosas para comer sin procesar los alimentos a altas temperaturas.

4. Los germinados en el plato

Los brotes de semillas germinadas representan el punto de mayor vitalidad de una planta. Las semillas tienen el potencial de generar una nueva vida a través de una nueva planta y transferir esta energía vital al ser humano.

Los germinados son un alimento vivo usado desde la antigüedad (hay evidencia de uso desde el año 3000 aC en China) con un poder nutricional excepcional, son un manantial de clorofila, enzimas, fitonutrientes, vitaminas, minerales y proteínas, excelentes para una alimentación con vida. Las semillas una vez germinadas son un ser vivo que sigue creciendo y por esto cuando las comemos crudas nos aportan, como veremos a continuación, nutrientes que otros alimentos cosechados días antes de nuestro consumo ya no pueden tener en las mismas proporciones.

La semilla está compuesta de una estructura base llamada germen o embrión y de una reserva nutritiva que lo alimentará al desarrollarse, todo esto recubierto por una envoltura que los protege. Antes de la germinación las semillas ya son una fuente superior de sustancias energéticas de reserva como glúcidos, prótidos, lípidos, sales minerales, vitaminas y fermentos.

La semilla empieza a desarrollarse tan pronto entra en contacto con el agua, el oxígeno y la temperatura adecuada. El agua penetra en la semilla y duplica durante esta fase de absorción su volumen, reventando la cáscara protectora. Entonces sus enzimas se activan y comienza una fantástica transformación.

Por acción de las enzimas se desencadena la siguiente metamorfosis:

- Las sustancias de reserva son predigeridas y se convierten en aminoácidos (proteínas), esenciales para los seres humanos.
- Las sales minerales se multiplican.
- Se sintetizan abundantes vitaminas y fermentos.
- Las grasas de las semillas se convierten en ácidos grasos y el almidón en maltosa y dextrina, azúcares más simples que exigen al aparato digestivo menos esfuerzo. La energía se libera más rápido y se produce un efecto estimulante.
- Se forma la clorofila, una bio-molécula vital en la fotosíntesis y en la nutrición.
- Los ácidos y las toxinas, que de forma natural acompañan a las semillas para su protección, se descomponen.
- El contenido de agua pasa de un 5 a un 12% en las semillas hasta un 70% en los germinados.

Dentro de las sorprendentes propiedades de los germinados hay que destacar su aporte enzimático. Las enzimas son moléculas que sirven de catalizadores en las reacciones químicas de las células. Sin ellas, muchos de los procesos celulares no se podrían realizar y otros se desacelerarían. El metabolismo de las células es determinado por el conjunto de enzimas presentes en ella.

Hoy sabemos que la longevidad del ser humano está fuertemente ligada a la de sus enzimas.

Los humanos nos nutrimos no solo por lo que comemos sino por lo que es absorbido en la digestión. Todo alimento puede ser un veneno potencial hasta que se convierte en estructuras simples por las enzimas.

Hay dos clases de químicas que construyen vida: una se encuentra en la comida cruda y se llama enzima exógena. La otra es producida por nuestro propio cuerpo y se denomina enzima endógena. Entre más enzimas se obtengan a través de fuentes exógenas, como la comida cruda, se tendrá menos necesidad de que el páncreas y los leucocitos las proporcionen, liberando así todas las enzimas endógenas para los procesos de mantenimiento del cuerpo y el tratamiento de desechos internos.

Un estudio del famoso hospital Michael Reese de Chicago,[51] liderado por los doctores Meyer y Necheles Becker, ha mostrado que comparando un grupo de personas mayores de 69 años de edad con jóvenes adultos, los jóvenes tienen treinta veces más enzimas en la saliva que los mayores. También se observó que las personas con mayor cantidad de enzimas tienen patrones de mayor longevidad.

Si volvemos a los resultados de *El estudio de China* o las cifras de longevidad que he señalado previamente, en países como Laos o la isla de Creta, es claro que las poblaciones que mejor y más viven tienen un alto consumo de alimentos crudos, ricos en enzimas.

Hay evidencia amplia sobre la conexión entre un buen nivel de enzimas en la dieta y la longevidad saludable. Si se quiere profundizar en el tema, recomiendo el libro *Food enzymes for health and longevity*, del Dr. Edward Howell,[52] uno de los pioneros en investigación sobre este importante asunto. De igual forma el libro publicado en castellano *La enzima prodigiosa* del Dr. Hiromi Shinya es muy didáctico y contiene información relevante sobre este asunto.

Aparte de las muy importantes enzimas que nos aportan los germinados, estos brotes también son ricos en clorofila, otra sustancia excepcional que aporta oxígeno y mejora la respira-

---

[51] *Life Extension Magazine*: http://www.lef.org/magazine/mag99/apr99-cover.htm

[52] Dr. Edward Howell, *Food enzymes for health and longevity*, Lotus Press, Missouri, 1994.

ción celular, activando así el metabolismo, incrementando sus defensas, su resistencia y su capacidad regeneradora; es un excelente depurador de la sangre que frena las infecciones. Actúa muy bien en casos de arterioesclerosis y contra el aumento del colesterol, rebaja el gasto de insulina y mejora la actividad de la glándula tiroides.

La clorofila equilibra el balance ácido-alcalino y contiene una asombrosa cantidad de vitaminas, siendo las más predominantes la A, C y H, pero también contiene vitamina E y K, aparte de varias del complejo B y ácido fólico.

Los germinados también son abundantes en minerales y oligoelementos orgánicos, elementos básicos para el funcionamiento de nuestro metabolismo.

Potasio, hierro, calcio, figuran entre los minerales presentes más comunes. El yodo, zinc, selenio, cromo, cobalto y silicio entre los más frecuentes oligoelementos que encontramos en los brotes germinados.

A manera de ejemplo, los germinados de sésamo proporcionan un calcio asimilable y en la misma cantidad del que ofrece la leche de vaca.

Como si fueran pocas virtudes, los brotes son también una fuente de proteína. Proporcionan los ocho aminoácidos esenciales y en una buena mezcla de brotes de cereal y de legumbres se pueden encontrar también los catorce aminoácidos restantes. Con esta mezcla se puede reemplazar cualquier otro alimento que suministre proteínas de fuente animal.

Algunos autores remarcan el contenido de alcaloides de los germinados, los cuales producen de forma natural para defenderse de ataques externos. No obstante, las pequeñas dosis de alcaloides de los germinados ayudan a fortalecer el sistema inmune. Es solo en grandes dosis de un mismo germinado cuando se podrían volver un problema. Conviene por tanto variar e intercalar los germinados para no consumir siempre el mismo tipo.

Y lo mejor es que son sencillos de cultivar, pues solo se necesitan las semillas, agua y luz solar y en apenas dos días algunos ya están germinando. La mayoría de las semillas y legumbres se pueden germinar en un frasco de vidrio, dejándolas en remojo 24 horas y luego colocándolas en el frasco sin agua y mejor sin luz; se deben enjuagar dos veces al día con agua y nuevamente dejarlas sin agua en el frasco con la boca inclinada para que escurra el agua restante. Cuando hayan crecido, y antes de comerlos, se dejan uno o dos días a la luz solar para que se genere la clorofila.

En el anexo de libros recomendados podrán encontrarse algunos títulos que ofrecen métodos y procedimientos para germinar brotes, entre ellos recomiendo *Más energía y salud con los germinados,* de Luisa Martín. En Internet también existen muchos videos que explican cómo hacer este fácil proceso.

En algunos supermercados se pueden comprar los brotes ya germinados, lo cual es también una alternativa. Ya sea que se germinen en casa o se compren, lo mejor es buscar semillas o brotes ecológicos.

5. Una legumbre al día, y mejor si es germinada

Las legumbres son uno de los alimentos más perfectos que nos da la tierra. Estabilizan el azúcar en la sangre y reducen el antojo de azúcar; con una pequeña porción se consigue la sensación de llenura y por tanto se come menos de otras cosas.

Las legumbres contienen fibra soluble e insoluble y llevan una cantidad importante de almidones resistentes. Existen dos tipos de almidones: los simples, que son digeridos en el intestino delgado, y los resistentes, que son procesados en el intestino grueso. Una vez en el colon, los almidones resistentes se descomponen y pueden tener la capacidad de incrementar los movimientos intestinales, por esto, aunque técnicamente son un almidón, los almidones resistentes se comportan más como fibra durante la digestión.

Algunas legumbres tienen un porcentaje más elevado de almidones resistentes que otras pero, en cualquier caso, estos almidones resistentes que se asemejan a la fibra alimenticia hacen que no todas las calorías que se asocian a las legumbres sean en verdad absorbidas.

Otros beneficios que estas plantas tienen son su alto contenido en proteínas y su valor para la salud digestiva ya que previenen la constipación. Por su contenido en almidones resistentes ayudan en la reducción de peso y mantienen un nivel de azúcar adecuado en el intestino grueso. Disminuyen la probabilidad de generar diabetes, enfermedades del corazón y cáncer de colon.

El estudio "Legumes: the most important dietary predictor of survival in older people or different ethnicities", llevado a cabo por importantes investigadores de Australia, Suecia, Indonesia y Japón, entre ellos Irene Darmadi-Blackberry MB, PhD, Mark L. Walqvist AO MD, y Antigone Kouris-Blazos PhD, demuestra cómo el consumo de legumbres es el factor más importante en la predicción de la longevidad entre la población perteneciente a diversas etnias.

Las legumbres y las hojas verdes son sin duda las plantas que la literatura científica más asocia con la protección contra el cáncer, las enfermedades del corazón, la diabetes y la demencia.

Se pueden consumir legumbres sin restricción, en especial si son germinadas. Si las legumbres son, en su estado como semilla, un alimento maravilloso, su poder alimenticio, su densidad nutricional, su contenido de fibra, enzimas, fitonutrientes, vitaminas y otras sustancias se potencian cuando han germinado. Podría decirse que una legumbre germinada es uno de los alimentos más potentes desde un punto de vista nutricional que se pueden comer.

Otra enorme ventaja de las legumbres germinadas es que su digestibilidad mejora de manera sustancial; una vez germinados su digestibilidad es igual a la de una verdura. De todas maneras si se cocinan legumbres sin germinar, una buena forma de mejorar su digestibilidad es agregándoles jengibre al cocerlas. Por supuesto que una vez germinadas se pueden tomar crudas o cocidas, aunque lo ideal es tomarlas crudas o ligeramente salteadas para que conserven sus enzimas y fitonutrientes completos.

Las legumbres se pueden tomar de muchas y variadas formas. Desde los guisos tradicionales en Latinoamérica y Europa, los frijoles refritos, el humus en los países árabes, hasta los fermentados en oriente como el tofu, tempe o el natto o sencillamente soya verde cocida con sal (*edamame*) que además es un alimento rico en ácidos grasos omega 3.

Lentejas, garbanzos, frijoles de todos los colores y formas, soya, arvejas y azukis, son todos alimentos superiores y todos ellos pueden ser germinados para convertirlos en alimentos vivos sin igual.

6. Los granos integrales

Los granos integrales han estado presentes como elemento central en la nutrición de la humanidad desde las primeras civilizaciones. Los seres humanos dejaron de ser cazadores y se convirtieron en sedentarios en el momento en que fueron capaces de cultivar sus propios granos y así formar comunidades agrícolas. La gente que vivía en estas comunidades, en todos los continentes, mantenía cuerpos atléticos y fuertes. En América, el maíz fue el grano principal; en India y Asia, el arroz; en África, el sorgo; en el medio oriente se utilizaba el trigo, con el que hacían pan pita, tabule y cuscús; en Europa, mijo, trigo, pasta, panes oscuros e incluso la cerveza eran considerados alimentos que favorecían la salud; en Escocia, la avena era una comida muy especial y en Rusia, el trigo sarraceno o el kasha era lo que se utilizaba. En esos tiempos muy poca gente padecía de sobrepeso.

Los granos integrales son una excelente fuente de nutrición ya que contienen enzimas esenciales, hierro, fibra dietética, vitamina E y complejo de vitamina B.

Los granos son integrales cuando contienen todas sus partes tal como están en la naturaleza. Todos los granos nacen de un grano integral que tiene tres partes: el salvado, el germen y el endosperma.

El salvado es la piel externa de la semilla que contiene los antioxidantes, vitamina B y fibra. El germen es como el "bebé" de la semilla, el cual crece para convertirse en una nueva planta cuando es polinizado, y contiene muchas vitaminas, proteína, minerales y grasas saludables. El endosperma, llamado también almidón, es lo que le provee la energía para crecer a la nueva semilla, la porción más larga de la semilla contiene carbohidratos, proteína, vitaminas y minerales. Entonces, un grano completo es el que contiene sus tres partes. Una vez se refina, el grano es despojado del salvado y el germen, dejando solo el almidón, sin sus demás partes básicas.

Por el hecho de que el cuerpo absorbe los granos integrales de manera lenta, estos lo proveen de energía sostenible y de alta calidad. No sucede igual con los granos refinados. Al refinarlos resultan tan pobres nutricionalmente que algunos gobiernos del mundo obligan a la industria a fortificarlos con vitaminas y minerales sintéticos. No vale la pena, por ejemplo, consumir un producto como la harina refinada, que genera de inmediato un pico de azúcar en la sangre y sobrecarga el páncreas, ayuda a engordar y envenena el cuerpo con químicos blanqueadores. La harina sin refinar evita todos los problemas y aporta todos sus beneficios nutricionales, aun cuando su color no sea blanco.

Estamos tan acostumbrados a comer cereales y sus derivados refinados blancos que a muchas personas les parece extraño que el color del arroz o del pan no sea blanco, y aunque parezca increíble, muchas personas no comen otra cosa que no sea arroz, pan o pasta blanca.

El arroz integral y todos los granos integrales son de naturaleza dulce, por lo que las personas que los consumen suelen rebajar su ansiedad por el azúcar o por alimentos dulces.

Hoy se sabe que una gran parte de la población es intolerante al gluten y sufre de la llamada enfermedad celiaca. Una de cada 133 personas en Estados Unidos tiene diagnosticada la enfermedad, no obstante, el gluten afecta a bastantes más personas que uno de cada cien y esta afección crece de manera acelerada en el mundo. Muchas personas que sufren molestias digestivas sin causa conocida mejoran al eliminar el gluten de la dieta. Los granos sin gluten mencionados en el capítulo 9 son una excelente alternativa para evitar los problemas derivados del consumo de gluten.

7. Los extraordinarios hongos

Hongos y setas son un gran reemplazo de la textura de la carne, son una gran fuente de proteínas y se consumen en muchas culturas del mundo, aunque algunas pocas los rechazan por ser, precisamente, hongos y no vegetales.

A pesar de su naturaleza parasitaria, la mayoría de los hongos comestibles tradicionales tienen poderosos fitonutrientes y enzimas, de gran beneficio para el cuerpo humano.

En particular el grupo de los llamados hongos medicinales que crecen en los árboles y no en el suelo, como el reishi, maitake, shitake, coriolus y las setas de cardo, son los de mayor densidad nutricional y tienen excelentes efectos en el sistema inmune.

Son también un tónico para la memoria pues actúan en el sistema nervioso. Están probando su efectividad en el tratamiento de cáncer por su importante poder antioxidante.

Se pueden comer crudos, deshidratados o cocinados. Hay muchas formas de prepararlos, desde cebiche hasta hamburguesas de hongos.

8. A comer nueces y semillas

Las nueces y las semillas son un alimento extraordinario, rico en proteínas, nutrientes y minerales, que aporta valiosos ácidos grasos de alta calidad, muy importantes para el desarrollo del cerebro.

Las personas que buscan reducir peso deben cuidar su consumo y no pasar de los 30 gramos al día dado que pueden contener entre 150 y 200 calorías. Para tener una idea, 30 gramos de almendras equivalen a unas 26 unidades. Por el contrario, si lo que se busca es subir de peso, los frutos secos pueden ser un alimento predominante en la dieta diaria.

Las personas con peso controlado pueden incorporar una mayor cantidad de nueces o semillas en su alimentación de cada día, es decir, sobrepasar sin exageraciones los 30 gramos.

Este es un grupo de alimentos de alta densidad energética y por ello su consumo debe mantenerse vigilado, pero siempre deben ser parte de cualquier dieta saludable. Lo necesitamos no solo para el desarrollo del cerebro sino para el cuidado del sistema cardiovascular y de casi cualquier función corporal.

Por supuesto, es preferible comer las nueces y semillas en su estado natural, sin procesos industriales. La mayoría de los frutos secos (como se suele llamar al conjunto de todas las clases de nueces y semillas) vendidos en paquetes industriales son fritos y cocidos con adición de grasas hidrogenadas, ácidos trans y sodio.

Las nueces crudas y en las diversas preparaciones que se pueden hacer con ellas (ver las recetas del final) son muy sabrosas y conservan todas sus cualidades nutricionales intactas.

Aunque las semillas también deberían tomarse crudas, para darles textura y saborizarlas conservando todas sus propiedades viene muy bien deshidratarlas. Las semillas se pueden aliñar con limón, pimienta, sal, etcétera y luego deshidratar para darles textura crujiente.

En caso de no tomarlas crudas o deshidratadas, las nueces y semillas también se pueden tostar ligeramente, con una menor pérdida de nutrientes y sin los aditivos y aceites dañinos usados por la industria.

Nueces y semillas son para la cocina versátiles y de gran sabor:

- Tostadas o deshidratadas pueden incorporarse en ensaladas o verduras al vapor.

- Trituradas se pueden mezclar con lentejas o cualquier otro grano para hacer hamburguesas vegetales. También para rebosar verduras, pollo o pescado.
- Pueden agregarse al cereal.
- Es posible hacer una salsa pesto triturándolas y mezclándolas con hierbas frescas, aceites y especies.

Las nueces no se deben almacenar por mucho tiempo pues se ponen rancias. Es mejor comprar cantidades pequeñas en sitios con alta rotación de sus mercancías para asegurar su frescura. Y si son nueces ecológicas, mucho mejor (estos alimentos, cuando son cultivados con pesticidas, guardan muchos de estos químicos).

Almendras

Son muy sabrosas y de naturaleza alcalina. Son las nueces más altas en contenido de calcio y fibra. Una ración de 30 gramos aporta casi 8 mg de vitamina E, lo que es cerca del 50% de las necesidades diarias recomendadas.

Son ricas en grasas monoinsaturadas, las mismas que se encuentran en el aguacate y el aceite de oliva, reconocidas por su poder para rebajar el colesterol malo en nuestra sangre.

Las almendras tienen un muy importante poder de saciar, son ricas en proteínas y junto con su alto contenido en fibra, hacen que sea posible mantenerse más tiempo sin comer. Es un alimento que se puede llevar a todas partes y tomarlo como tentempié entre comidas o en viajes. Se puede tomar la nuez como tal o hacer mantequilla con ella.

Anacardos (cashews)

Son semillas que se encuentran en la base de la manzana de este árbol originario de Brasil, de excelente textura cremosa y sabor. Ricas en proteína, la mayoría de sus grasas son insaturadas. Son una rica fuente de vitamina K y contienen varias vitaminas del complejo B. Son también ricas en cobre, magnesio, además de calcio, hierro, potasio, zinc, manganeso y selenio.

Los anacardos se pueden comer crudos o apenas tostados con el aliño de su preferencia. Se hace con ellos una mantequilla muy sabrosa y se pueden incluir en muchas preparaciones crudas (ver recetas al final del libro).

Nuez pecana

Con unas 207 calorías por cada 30 gramos, son una gran fuente de energía, de grasas monoinsaturadas como el ácido oleico y de fitonutrientes de alta capacidad antioxidante. Estas nueces son ricas en vitamina E y muchas otras vitaminas del complejo B, así como en minerales base como hierro, manganeso, potasio, calcio, zinc y selenio.

En la cocina son deliciosas crudas o tostadas para ensaladas, postres, cereales. Como con las demás, también se elabora con ellas una mantequilla excelente.

Piñones

Estas semillas de los pinos ofrecen en abundancia manganeso, cobre, magnesio y fósforo. Proporcionan 1,2 calorías por cada semilla, aproximadamente, y se pueden usar en muchas formas; por su sabor y textura se hacen salsas, mantequillas y estupendos postres.

Nuez de nogal (walnuts)

Excelente para el riñón, los pulmones y el cerebro. Su contenido de grasas está en su mayoría compuesto por grasas poli-insaturadas (72%) y mono-insaturadas (14%), las denominadas grasas buenas, y una mínima parte de grasas saturadas. Unas quince unidades (30 gramos) de estas nueces proporcionan cerca de 200 calorías y 4,5 gramos de proteína.

Son las nueces con mayor cantidad y calidad de antioxidantes; su potencia varía entre dos y quince veces la de la vitamina E, un reconocido antioxidante.

Estos compuestos son poderosos aliados en la lucha contra los radicales libres, los culpables del daño celular que desencadena graves enfermedades degenerativas como el cáncer.

Semillas de calabaza

Son muy sabrosas y muy altas en aminoácidos, con aproximadamente un tercio de su peso en proteínas. Contienen ácidos grasos esenciales destacando la alta participación de sus ácidos grasos poli-insaturados cercanos al 50% de sus grasas totales. Son ricas en zinc, hierro, calcio y vitaminas A y C.

Semillas de sésamo o ajonjolí

Excelente fuente de calcio, fósforo y magnesio. Deshidratadas o tostadas, molidas y mezcladas con sal marina o del Himalaya (mezcla llamada *gomasio*) son un maravilloso aderezo para ensaladas o sopas.

Semillas de girasol

Ricas en ácido linoleico y ácido oleico que ayuda a bajar el colesterol malo y a mejorar el bueno. Ricas en polifenoles, ácido fólico y vitamina E. Se pueden usar para saltear con verduras.

Semillas de linaza o lino

Contienen fibra soluble, estrógenos vegetales naturales llamados lignanos y el maravilloso ácido graso omega 3, llamado ácido alfa-linoleico (es una de las dos fuentes más altas de omega 3 del reino vegetal, junto con las semillas de chía). Son abundantes en vitaminas y minerales esenciales como el magnesio, ácido fólico, potasio, calcio y hierro, además de ser una excepcional fuente de proteína.

Su consumo está asociado con un mejor funcionamiento digestivo por su alto contenido en fibra soluble. Fortalecen el sistema cardiovascular gracias a sus ácidos omega 3 y disminuye el crecimiento de tumores cancerígenos debido a la protección antioxidante de sus lignanos.

Semillas de chía

Junto con las semillas de lino, son las más altas aportantes de ácidos grasos omega 3 del reino vegetal. Las semillas de chía tienen más omega 3 que el salmón, un extraordinario conjunto de antioxidantes y minerales y cerca de un 50% más fibra que las semillas de lino, lo cual la hace, realmente, un alimento fuera de serie. Aportan alrededor de dos gramos de fibra por cucharada. No contienen gluten y tienen una carga proteica estupenda: 2,5 gramos de proteína por cucharada. Como si fuera poco, tienen un alto contenido de hierro, calcio, fósforo, zinc y vitaminas B1, B6 y C.

Las semillas de chía absorben agua en cantidades muy altas, hasta diez veces su volumen, por lo cual es aconsejable remojarlas previamente o, si esto no es posible, comerlas acompañadas o seguidas de líquido en cantidades importantes. Es por esto que son maravillosas para los problemas de constipación.

Al igual que las semillas de lino, su alto contenido de omega 3 y de fibra las relaciona con un mejor funcionamiento del sistema cardiovascular y del aparato digestivo. Christopher Mc-Dougall, en su libro *Nacidos para correr*,[53] dice que, en términos de contenido nutricional, una cucharada de chía es como un batido hecho de salmón, espinacas y hormonas de crecimiento.

[53] Christopher McDougall, *Nacidos para correr*, Debate, 2011.

McDougall encontró cómo los tarahumaras, un grupo indígena ubicado en las partes más altas de la Sierra Madre occidental, en México, son capaces de recorrer enormes distancias alimentándose únicamente con estas semillas. En este libro se sustenta el porqué las semillas de chía deberían ser el alimento primordial de un atleta.

Semillas de cáñamo

Las semillas de cáñamo se han utilizado para la alimentación y para multitud de usos industriales desde tiempos lejanos, con referencias escritas a esta planta desde el siglo XVI a.C. en el Xia Xiao Zheng.

No obstante su uso fue restringido por una serie de intereses económicos durante el siglo XX. Aunque el cáñamo es de la misma familia de la marihuana (*cannabis sativa, cannabis indica*) sus hojas y sus semillas no tienen el alto contenido de THC (sustancia psicoactiva) de la marihuana y por ello no existe razón para pensar que el cáñamo sea nocivo (para obtener una dosis nociva de THC requeriría 5 mg, para lo cual habría que consumir cinco libras de semillas al día). Todo lo contrario, hoy en día ha sido estudiado por muchas instituciones serias y se considera como un súper alimento. Es una fuente completa de proteína, su aceite contiene uno de los más altos porcentajes de ácidos grasos esenciales de cualquiera de las semillas sobre la tierra, con una distribución balanceada de 18 aminoácidos, entre los cuales destacan los que arrastran los sulfuros del cuerpo como la cisteína o la metionina, ayudando a desintoxicar el hígado y el sistema nervioso. Contienen también cerca de veinte oligoelementos o minerales traza, y minerales como fósforo, potasio, magnesio, calcio, hierro, manganeso, zinc, silicio, cobre, platino, sodio, boro, níquel, yodo, cromo, germanio, plata y litio.

Dado que las semillas pueden tomarse crudas, su aporte nutricional es una completa fuente de proteínas y enzimas. El 65% de las proteínas de la semilla de cáñamo son las llamadas edestinas, nombre que proviene del griego y significa "comestible"; es la fuente más alta de esta proteína del reino vegetal, y es considerada por investigadores como la forma de proteína más fácilmente digerible de toda la cadena alimenticia. Las edestinas son la mejor fuente existente para construir globulina en la sangre, con lo cual se asegura que el cuerpo tenga las reservas de globulina que necesita para fortalecer el sistema inmune.

Las semillas de cáñamo pueden comerse crudas o semitostadas, enteras o molidas, para acompañar ensaladas, sopas, verduras cocidas o guisos. También pueden añadirse al cereal o a los jugos o batidos.

CAPÍTULO 7

ALIMENTACIÓN CON VIDA Y SUPERALIMENTOS

Hemos visto en el capítulo anterior cuáles de los alimentos más conocidos se deben incorporar en la dieta diaria y de qué manera hacerlo. Veamos ahora una serie de alimentos que son poco conocidos en nuestra dieta, que contienen un poder nutricional superior, mucho más allá de los que ordinariamente utilizamos.

Puede que para muchas personas algunos de ellos sean difíciles de conseguir, pero en cualquier caso es interesante conocerlos e intentar, en la medida de lo posible, incorporarlos poco a poco en la alimentación.

Hierba de trigo *(wheatgrass)* y otras hierbas de cereales

Las semillas de hierba de trigo germinadas merecen capítulo aparte por sus exclusivas propiedades alimenticias y depuradoras. A pesar de su nombre, no tiene nada que ver con el trigo normal.

Una vez germinadas estas semillas crecen como una hierba y desarrollan un extraordinario potencial. El extracto o zumo de la hierba de trigo es la mejor fuente existente de clorofila viva. La clorofila, como lo mencioné en el apartado sobre los germinados, es una fuente alimenticia vital que aporta ingentes cantidades de oxígeno a nuestro sistema sanguíneo, es el primer producto de la luz solar y por tanto contiene más energía del sol que cualquier otro elemento; es energía del sol pura. La clorofila es también un agente antibacterial y regenerador de la sangre.

Es cierto que la clorofila también se puede obtener de otras plantas, pero en la hierba de trigo cultivada orgánicamente se han encontrado hasta 92 de los 102 minerales que se pueden encontrar en el mejor de los suelos.

Entre ellos se destaca su contenido de calcio (once veces más que la leche o las espinacas), magnesio (cinco veces más que los plátanos), hierro (cinco veces más que las espinacas), cobre, zinc, manganeso, selenio, yodo y potasio. La hierba de trigo aporta también todos los aminoácidos esenciales para formar proteínas en el ser humano.

La hierba de trigo es también uno de los más poderosos alimentos en materia de vitaminas, enzimas, fitonutrientes y minerales. Contiene, por ejemplo, vitaminas A, B1 (treinta veces más que la leche), B2, B6, C (sesenta veces más que las naranjas), vitamina E (cincuenta veces más que las lechugas), ácido fólico, ácido pantoténico y colina, entre otras, llegando incluso a tener B12 en pequeñas cantidades, vitamina que es casi inexistente entre los vegetales.

Estudios comparativos sitúan a la hierba de trigo joven con un potencial nutricional veinte veces superior al de la mejor verdura.

Adicional a su inigualable densidad nutricional, la hierba de trigo posee otras cualidades de excepción. Es una sustancia excelente para limpiar toxinas en el cuerpo. El Dr. Earp-Thomas indica que, en cuanto a su poder como agente desintoxicante, quince libras de hierba de trigo equivalen a 350 libras de zanahoria, lechuga y apio. Su capacidad para arrastrar fuera del cuerpo metales pesados, como el mercurio y el plomo, es también reconocida; es, junto con algunas algas marinas, uno de los pocos alimentos que pueden realizar esta función con éxito.

Esta hierba ayuda también a disminuir la tensión arterial y es un excepcional limpiador de hígado y riñones. Su contribución en la mejoría de los problemas sanguíneos como la anemia es también un hecho cierto.

Por otra parte tiene muchas aplicaciones en curación de heridas y problemas de la piel, como eczema o psoriasis.

La hierba de trigo se puede germinar en casa y crece como cualquier otra hierba, preferiblemente sembrada en tierra orgánica, aunque también se puede cultivar sin tierra, como los demás germinados, pero su cultivo en tierra hace que absorba muchos más minerales.

En muchas tiendas de salud se consigue la hierba de trigo ya cultivada. Con la hierba joven, de unos siete días, se hace un extracto que es como tomar clorofila líquida mezclada con la mejor dosis posible de minerales, enzimas, fitonutrientes y vitaminas. Este "elixir" verde contiene todas las propiedades arriba descritas y es también un alcalinizante de primera categoría.

Su uso es aconsejado para todas las personas y en especial cuando hay problemas degenerativos y de intoxicación por metales pesados. Hoy en día una gran parte de la población está envenenada con mercurio procedente de las fuentes de agua a través, en su mayoría, del pescado y mariscos, por lo que es muy aconsejable hacer tomas de extracto de hierba de trigo para limpiar el hígado y todo el organismo de estos metales tóxicos.

Para extraer el zumo de la hierba de trigo es necesario contar con un extractor de jugos de tipo masticador, que no centrifugan sino que extraen el zumo por presión sobre los alimentos. Otra opción, no tan óptima pero de gran valor nutricional, es tomarla en pastillas o polvo que se consiguen en algunas tiendas naturistas o de salud.

Al ser un alimento tan fuertemente depurador, la iniciación con la hierba de trigo requiere de cierto proceso pues sus efectos se sienten de manera casi inmediata (por su muy rápida absorción) en el hígado y puede producir náuseas durante los primeros días de su toma. Por otra parte su sabor es fuerte y poco agradable, con lo cual puede ser necesario para algunas personas mezclarla con zumo de manzana o de zanahoria para darle un mejor sabor.

En cualquier caso las cantidades a tomar son mínimas, comenzando con una o dos cucharaditas, hasta un máximo de un cuarto de taza y de manera ideal sin mezclarla una media hora antes de las comidas.

Hay otras hierbas que tienen propiedades nutricionales también muy relevantes, como las hierbas de kamut, cebada o alfalfa.

En el mercado de productos ecológicos se consiguen también mezclas de varias hierbas de cereales en polvo o pastillas. Estos productos son ideales para las personas que viajan mucho, ya que no siempre es fácil conseguir verduras o germinados.

Las hierbas de cereales también son muy aconsejables en casos de acidez, gastritis o úlceras pues son maravillosas como elemento alcalinizador y depurador. Cuando la alimentación se ha desviado de la alcalinidad por cualquier motivo, la hierba de trigo tendrá efecto alcalinizante sorprendente.

Algas

En los países de América, África y Europa, la mayoría de su población desconoce por completo estos alimentos extraordinarios, llamados también vegetales del mar. A pesar de estar rodeados por dos océanos su uso culinario en toda América es, en la práctica, inexistente.

En Oriente, en cambio, desde tiempos inmemoriales han consumido las algas marinas y de hecho se han encontrado evidencias de su uso en entierros japoneses de más de diez mil años de antigüedad. Hace más de dos mil años se enviaban algas desde la región de Corea a la corte imperial china, donde eran muy apreciadas. En algunas regiones de Australia los aborígenes solían consumir diversas clases de algas y aún los nativos de Norteamérica incluían en su dieta regular alaria, laver o kelp. También en la vieja Europa, celtas y vikingos mascaban alga *dulse*, los romanos utilizaban el alga nori (*laver*) y los británicos la *laverbread*, que todavía se consigue en algunos mercados del sur de Gales.

Las algas se usan en varios países orientales en platos que van desde ensaladas y sopas hasta el cada vez más difundido *sushi*. Sin discusión, los japoneses tienen el mayor uso de las algas marinas y a ellas se les atribuyen, en gran medida, su longevidad y su estado excepcional de salud en las áreas donde la población las consume masivamente.

Millones de años de erosión de las montañas han trasladado al mar, a través de los ríos, una enorme variedad de minerales necesarios para la vida. Los vegetales marinos contienen entre diez y veinte veces más minerales que los terrestres, son una fuente extraordinaria de calcio, potasio, hierro, yodo y magnesio. Las algas hijiki, arame y wakame contienen cada una más de diez veces la cantidad de calcio que la leche, la lechuga de mar contiene veinticinco veces más hierro que la carne de res y el alga hijiki ocho veces más hierro que la carne. Las algas kelp y kombu pueden tener entre cien y quinientas veces más yodo que los crustáceos y entre seiscientas y tres mil veces más que otros peces del mar.

Las verduras del mar son ricas en vitaminas A, B, C, D, E, K y en vitamina B12, aun cuando esta última es muy controversial ya que no hay estudios suficientes para saber si en verdad puede ser absorbida por los humanos. Las algas contienen niveles de proteína superiores, carbohidratos complejos, enzimas, carotenos y gran cantidad de clorofila. Curiosamente se ha encontrado que la composición mineral de los vegetales marinos es muy similar a la de la sangre humana, lo que los convierte en un gran alimento para fortalecer la sangre.

Las algas tienen también propiedades coadyuvantes en la disolución de grasas y mucosidades depositadas en el cuerpo como consecuencia del consumo de animales y productos lácteos.

Por desgracia, como se ha dicho, los mares están muy contaminados con metales pesados tóxicos y por tanto, en mayor o menor medida, también lo están la mayoría de las especies que lo habitan, pero las algas marinas son una increíble excepción. Casi ninguna de sus especies absorbe estos metales y, antes por el contrario, son excelentes para desintoxicar el cuerpo cuando está contaminado por metales como el mercurio, o por la radiación. Los vegetales del mar contienen ácido algínico, una sustancia pegajosa que sujeta las células de forma muy compacta y por esto pueden vivir en ambientes con alta circulación de agua. Varios estudios, entre ellos uno reciente de la famosa universidad de Mongil, en Montreal, demuestran cómo el ácido algínico tiene la capacidad de arrastrar y eliminar toxinas.

Las propiedades de las algas marinas son innumerables pero vale la pena mencionar algunas de las más relevantes: son de naturaleza térmica enfriadora, ablandan las masas del cuerpo endurecidas, desintoxican, humedecen, son diuréticas, eliminan los residuos de radiación, actúan como limpiadoras linfáticas, alcalinizan la sangre, desatascan el hígado, son maravillosas para la glándula tiroides, son muy útiles en los programas de rebaja de peso y estupendas para bajar el colesterol y el nivel de grasas en la sangre. Contienen geles mucílagos como la algina, carragenano y agar, que rejuvenecen los pulmones y el tracto intestinal. Se utilizan también para tratar inflamaciones y edemas de todo tipo, son útiles en el tratamiento de tumores cancerosos y fibroides. Antiguos textos de medicina china afirman que no hay inflamación que se le resista a las algas.

Recordemos que nuestra sangre contiene todos los más de cien minerales y oligoelementos que existen en el océano. Las algas marinas contienen estos minerales en la forma más asimilable para nuestro cuerpo porque están integrados en el tejido de la planta y por ello son nutricionalmente superiores.

Existe una extensa variedad de algas marinas que van desde las microalgas hasta algas gigantescas como puede ser una formación de algas kombu. Sus colores se relacionan con la profundidad a la que crecen y el consecuente impacto del sol que reciben. Las rojas como el alga dulse crecen en aguas profundas, las marrones en aguas intermedias y las verdes en las menos profundas.

La mejor manera de consumir algas es ingerirlas con regularidad como parte de los ingredientes en las comidas. La dosis diaria recomendada es de unos cinco a quince gramos de peso en estado seco (antes de remojar).

La preparación de las algas para su consumo es muy sencilla y en algunos casos basta con remojarlas unos pocos minutos y en algunos otros es necesario cocerlas, lo cual se puede hacer junto con otros alimentos como sopas o legumbres, si bien sus posibilidades culinarias son incontables.

Dado que las algas se comercializan en estado seco requieren de un remojo previo y adecuado pues de no hacerse, o de hacerse muy largo, quedarán muy duras o se desintegrarán. Con el tiempo adecuado de remojo y cocción se logra una textura y presentación ideales.

Para mayor información y recetas recomiendo el libro *Algas, las verduras del mar*,[54] de cuyo contenido adjunto las indicaciones de remojo y cocción siguientes:

Tipo de alga	Remojo (en minutos)	Tiempo mínimo de cocción
Wakame	3	Cruda, cortar después de remojo, escurrir y comer
Dulse	2	Cruda, cortar después de remojo, escurrir y comer
Kombu	30 a 45	Cocerla antes de cortarla

[54] Montse Bradford, Algas, *las verduras del mar*, Editorial Océano-Ámbar, 2011.

Tipo de alga	Remojo (en minutos)	Tiempo mínimo de cocción
Arame	10	Cortar después de remojo, escurrir y comer cruda, aunque mejora su sabor al cocinarla.
Hiziki	20 a 30	Escurrir cortar y cocer al menos 30 minutos
Agar agar	0 a 10	Tomar cruda o cocerla alrededor de 10 min. Para hacer gelatina

Las algas marinas son ricas en yodo, uno de los elementos nutricionales más olvidados y a la vez más necesarios para mantener una buena salud.

El consumo de yodo ha disminuido mucho en los hogares occidentales debido a los cambios en la suplementación que se hacía a los panes, así como por el uso extensivo de flúor y bromuro, halógenos que compiten de forma negativa con la absorción del yodo, de modo que ahora existe una deficiencia de yodo en un alto porcentaje de la población de estos países. La fuente de yodo más importante en Occidente ha sido la sal yodada, pero de la sal de mesa yodada los intestinos solo pueden absorber un 10% debido a que las altas concentraciones de cloruro sódico en la sal inhiben la absorción del yodo.

El consumo de yodo en Japón es superior a doce mil microgramos al día mientras que en Estados Unidos apenas llega a 240 microgramos. Los japoneses consumen cincuenta veces más yodo.

El cáncer de mama está hoy fuertemente ligado, por varios estudios, entre ellos los publicados por el Dr. Donald W. Miller, con la falta de yodo. En efecto, Estados Unidos tiene la tasa más alta de este tipo de cáncer, con un 15% de incidencia, mientras que Japón tiene la más baja. En algunas regiones del Japón moderno se consumen unos 14,5 gramos de algas al día, con lo que se logra un aporte de yodo de 45.000 microgramos.

La deficiencia de yodo, además de los nuevos descubrimientos relativos al cáncer de mama y la enfermedad fibrocística, ha sido causa comprobada de varias enfermedades, entre ellas bocio, hipotiroidismo, retardo mental y cretinismo.

Es muy importante que la dieta ofrezca un buen aporte de yodo, y las algas marinas proporcionan el yodo suficiente como para mantener una buena salud, además de todos los beneficios expuestos arriba. Si se usa la sal marina en lugar de sal de mesa yodada, se debe revisar bien su contenido de yodo ya que suele ser bajo y por tanto insuficiente.

A propósito de sal, recomiendo utilizar, siempre que sea posible, sal rosada del Himalaya. Es una sal natural que contiene un amplio espectro de más de ochenta minerales y oligoelementos, entre ellos el yodo. En segundo lugar recomiendo la sal marina en su estado natural, esto es, no refinada o procesada con blanqueadores o aditivos.

Las microalgas

Las llamadas microalgas son una antiquísima clase de algas unicelulares como la espirulina, el alga verde-azul y la chlorella además del fitoplancton marino, que son consideradas súper alimentos.

Las microalgas aportan entre el 80 y el 90% de la cadena alimenticia y del oxígeno del planeta, por lo cual son vitales para la tierra, y fue gracias a la fotosíntesis que ellas hacen que la tierra alcanzó el estado actual de riqueza en oxígeno que tiene.

Espirulina

La espirulina ha sido usada desde la antigüedad por los aztecas y algunas tribus africanas cercanas al lago Chad desde que los seres humanos poblaron la zona.

Esta microalga crece en la superficie de los lagos y al evaporarse el agua se recolecta para su consumo. Tiene un sorprendente número de nutrientes, entre ellos clorofila, vitaminas, minerales, oligoelementos, ácidos grasos esenciales, ácidos nucleicos (RNA y DNA), polisacáridos y un amplio espectro de antioxidantes, entre los cuales destaca su elevadísimo nivel de proteínas, el más alto existente en el planeta, ¡de 65 a 71%!

Contiene los ocho amino-ácidos esenciales y dieciocho en total. Es rica en vitaminas A, B1, B2, B6, E y K. Es abundante en clorofila, sales, fitonutrientes y enzimas. Es la mejor fuente de ácido gama-linoleico, un importante ácido graso esencial antiinflamatorio y vital para el sistema nervioso.

La espirulina contiene tanto hierro como la carne roja y un nivel de proteínas aún mayor. Por esto, y por su alto contenido de clorofila, es un excepcional constructor de sangre.

Considerando la antigüedad de la espirulina en el planeta, que se calcula cercana a los 2,8 millones de años, los antioxidantes desarrollados por esta especie tenían que protegerla de la alta radiación ultravioleta existente cuando la capa atmosférica era mucho más delgada y la mayoría de las plantas eran azules y no verdes. Cuando consumimos espirulina sus pigmentos verde-azules llegan a nuestras células para protegernos de la radiación ultravioleta.

La espirulina contiene antioxidantes muy importantes como beta-carotenos, clorofila, zeaxantina, superoxido dismutasa y ficocianina, un pigmento azul reconocido por su capacidad para estimular la generación de células madre.

La espirtulina también fortalece nuestro sistema inmune y es el único alimento verde que contiene ácido gama-linoleico, un ácido graso esencial.

Una dosis normal de espirulina puede ir entre los cinco y los diez gramos al día. Hoy se encuentra disponible en polvo, extractos y también incorporada en algunos alimentos, especialmente ecológicos.

La espirulina es un excelente alcalinizante y se puede tomar con agua, jugos o también esparciéndola en las ensaladas.

Alga verde azul

A diferencia de la espirulina, esta microalga crece en aguas dulces. Es una sobreviviente increíble capaz de adaptarse a las condiciones más extremas. Se distingue por ser la fuente más rica en clorofila que existe sobre la faz del planeta, y realiza la fotosíntesis mejor que cualquier otra planta conocida. Contiene entre el uno y el dos por ciento de clorofila de su peso en seco.

Las algas verde azul están hechas primordialmente por proteínas blandas y polisacáridos fáciles de digerir por nuestras bacterias intestinales, por lo que su absorción final hacia la sangre y las células es excelente.

Están cargadas con cuarenta minerales y oligoelementos. Son fuente de vitaminas B1, B2, B3, B5, B9 y B12 (esta última con discutible bio-disponibilidad).

Son ricas en proteína, con cerca de un 60% de contenido y 18 aminoácidos presentes. Contienen también hasta un 15% de ficocianina, antioxidante de primera categoría, casi el doble de la que se encuentra en la espirulina. Asimismo contiene un alto nivel de feniletilamina (conocida como PEA por las siglas de su nombre en inglés), un químico sintetizado por nuestro cuerpo y que se encuentra en el cerebro y las glándulas suprarrenales llamado "químico del amor". Cuando estamos enamorados los niveles de PEA se incrementan y se sabe que la gente feliz tienen niveles de PEA más altos. Esta sustancia incrementa la actividad de los neurotransmisores, mejorando nuestra capacidad de estar alerta.

Las algas verde azul son ricas en hierro disponible para nuestro cuerpo, están llenas de enzimas para mejorar nuestra digestión y también, como la espirulina, contienen altos niveles de antioxidantes y elementos para fortalecer nuestro sistema inmune. Nos aportan también ácidos grasos omega 3, tanto ácido alfa-linoleico (ALA) como ácido docosahexaenoico (DHA).

La dosis recomendada de estas microalgas está entre dos y cuatro gramos (de dos a cuatro cucharaditas).

Se toma igual que la espirulina.

Chorella

Otra regalo de la naturaleza, esta microalga unicelular, al igual que las anteriores, es la fuente más completa de clorofila en el planeta, rica en vitaminas, minerales, amino-ácidos, ácidos grasos esenciales, enzimas y polisacáridos.

La chlorella soporta el funcionamiento del cerebro y del hígado, mejora la digestión y las funciones de eliminación, desintoxica el cuerpo, es particularmente útil en la eliminación de metales pesados como el mercurio, protege contra la radiación, reduce la inflamación, fortalece el sistema inmune y ayuda a perder peso.

De manera similar que las demás microalgas mencionadas, la chlorella contiene alrededor de un 60% de proteína digerible, por tanto es una de las fuentes más ricas de proteína existentes, muy por encima de las proteínas animales que fluctúan del 10 al 30% de su peso.

Es también rica en enzimas como la pepsina y la clorofilaza, vitales para las funciones digestivas.

La chorella se utiliza con muy buenos resultados en las terapias contra el cáncer, diabetes, hipoglicemia, artritis, sida, problemas de páncreas, riñones e hígado, úlceras, anemia y esclerosis múltiple. Según Donald R. Yance, de la revista *Herbal Medicine, Healing and Cancer*, se ha demostrado que la chlorella mejora la función inmunológica en pacientes bajo tratamiento de quimioterapia o radiación. La chlorella incrementa la actividad macrófaga de las células T y B. Se han visto también sus efectos anti-tumor y estímulos en la producción de interferón, proteína que fortalece el sistema inmune.

La chorella es rica en ácidos grasos esenciales, superando en este aspecto a la espirulina y al alga verde azul y por esto ha demostrado su efectividad en bajar el colesterol y prevenir la arterioesclerosis.

La dosis recomendada diaria es de tres gramos al día para una persona saludable. Para casos de desintoxicación de mercurio se debe elevar de cinco a siete gramos al día.

Algunas personas pueden ser intolerantes a esta micro-alga, en cuyo caso pueden intentar con cualquiera de las otras aquí mencionadas.

Fitoplancton marino

El fitoplancton es la base de toda la cadena alimenticia de este planeta. Se estima que por cerca de tres millones de años esta minúscula alga marina ha sido el soporte alimentario de todas las criaturas vivientes en el océano y, de manera indirecta, de todas las demás criaturas vivientes. Como el fitoplancton representa cerca de un cuarto de toda la vegetación existente, produce más oxigeno que el que generan todos los bosques de la tierra juntos (se estima que cerca del 90% del aire que respiramos), a través de su asombrosa fotosíntesis.

Adicional a su extraordinario proceso de fotosíntesis, su poder nutricional es tan maravilloso que el animal más grande y longevo del planeta, la ballena azul –que puede llegar a pesar doscientas toneladas–, solo se alimenta de esta microalga unicelular y de algunas especies selectas de krill, el cual a su vez se alimenta solo de plancton. Las ballenas pueden viajar cientos de kilómetros sin parar, llegan a vivir hasta 150 años con la mayoría de sus funciones intactas, incluida en muchos casos la sexual. Está claro que algo excepcional debe haber en este alimento microscópico para mantener a este animal fuera de serie.

El fitoplancton se "cultiva" hoy en los llamados foto-biorreactores, en los cuales se reproducen, en un ambiente controlado y sin contaminación, las condiciones marinas ideales para el crecimiento del plancton.

Es un alimento poderoso y junto con las demás algas y microalgas constituye una fuente excepcional de alta densidad nutricional.

El fitoplancton se consigue en gotas y en polvo. Al igual que las demás microalgas, se puede beber solo con agua mineral o mezclarlo en zumos, batidos o jugos. Se debe iniciar con pequeñas cantidades pues, dado su enorme poder nutricional, con muy poca cantidad es suficiente.

De acuerdo con el famoso nutricionista y autor David Wolfe, en su libro *Superfoods*,[55] resumo a continuación los beneficios del fitoplancton:

- Representa la mejor fuente de ácidos grasos omega 3 (DHA, EPA) de fuente vegetal.

- Energía sin estimulación. Todos necesitamos energía sólida y consistente durante el día entero. El fito-plancton lleva esa fuerza vital al nivel de la mitocondria donde se produce la energía celular, aun cuando el fitoplancton no contiene cafeína.

- Mejora en el sistema inmune. Se han reportado efectos antivirales, anti-fúngicos y anti-bacteriales como resultado del consumo de esta micro-alga.

- Disminuye los dolores. Se observan también efectos anti-inflamatorios, por su contenido de nucleótidos.

- Incremento en la velocidad y la seguridad de la desintoxicación. Por su alto contenido en minerales altamente alcalinos, es una herramienta ideal para desintoxicar el cuerpo.

- Pérdida de peso. Al obtener del fitoplancton docenas de minerales y otros nutrientes, estos ayudan a reducir grasa y el peso sobrante sin esfuerzo.

- Mejora en la memoria y la concentración. El fitoplancton marino tiene el tamaño de nano-partícula más pequeño de todas las microalgas y muchos de sus nutrientes, incluidos los fosfo-lípidos y los ácidos omega 3, son capaces de cruzar la barrera sangre-cerebro, alimentando al cerebro y sus glándulas principales, lo cual estimula de forma significativa la producción neurotransmisora y la claridad mental.

- Fuerza y resistencia. El intenso contenido de clorofila del fitoplancton también incrementa la absorción de oxígeno.

[55]   David Wolfe, *Superfoods*, North Atlantic Books, 2009.

Entre más oxígeno asimile el cuerpo más combustible tendrán los músculos, lo que se traduce en un desempeño y duración superiores. Además, siendo un alimento rico en proteínas crudas, su absorción es el doble que la de una proteína cocinada.

- Normalización del balance de azúcar. Los desórdenes del azúcar en la sangre (síndromes de deficiencia mineral) mejorarán de manera natural en su severidad por su alto aporte de minerales.

- Mejor vida sexual. Con más energía disponible y mejor rendimiento físico se disfrutará de una vida sexual superior.

- Vertiginosa recuperación. Se recuperará más rápido de las enfermedades o heridas debido al efecto acumulativo de una reparación celular mejorada.

- Reparación del sistema nervioso. Investigaciones avanzadas en nutrición han mostrado que el fitoplancton marino contiene factores de reparación del sistema nervioso como fosfo-lípidos, DHA y EPA que ayudan a reparar la capa de mielina que recubre cada nervio.

- Digestión y circulación mejoradas. Debido a la concentración de minerales y clorofila en el fitoplancton tanto el sistema digestivo como el circulatorio se verán beneficiados.

- Visión mejorada. Por el extraordinario contenido antioxidante del fitoplancton y la presencia de ácidos grasos omega 3 de cadena larga (DHA, DHA) los ojos se nutrirán directo de estas fuentes.

Productos de las abejas

La humanidad conoce estos productos excepcionales desde tiempos muy remotos. Hay cuevas prehistóricas en Valencia, España, con pinturas de hombres sacando miel de panales de abejas.

El trabajo que hacen las abejas es impresionante y se traduce en la elaboración de productos con una enorme riqueza nutricional. Las obreras de un panal de abejas recorren en promedio cerca de 88.000 kilómetros y visitan una media de dos millones de flores para producir un frasco de miel. Así, es entendible la cantidad y variedad de nutrientes que se condensan en estos productos, así como su vital importancia en la polinización de incontables plantas. En muchos países existe una severa caída en la población de abejas, lo cual ha generado graves crisis entre los agricultores que las necesitan para la polinización.

Consumir los derivados de las abejas es muy recomendable, en particular cuando proceden de flores y árboles en estado salvaje o natural, cuyas propiedades son algo excepcional.

Hay que tener especial cuidado en la compra de la miel y de todos los demás productos fabricados por las abejas. Se debe preferir siempre la miel que proviene de granjas ecológicas o de bosques o praderas salvajes ya que existen "fábricas de miel" donde se alimenta a las abejas con sirope de maíz, rico en fructosa, en lugar de dejarles una porción de su miel para que la consuman, y donde se ahúman las colmenas, se emplean pesticidas tóxicos y otros métodos antinaturales. Luego estas mieles se refinan y se mezclan para darles un color y apariencia más atractivos. Por estas razones es importante obtener la miel, el polen, la jalea real y el propóleo de apicultores ecológicos.

La miel orgánica en estado crudo y sin filtrar es rica en minerales, antioxidantes, probióticos, enzimas y es fuente de una energía única.

El polen de abejas es quizá el más completo alimento sobre la faz de la tierra. Contiene los 20 aminoácidos esenciales, es una fuente única de enzimas, es excepcionalmente alcalino, contiene una enorme variedad y cantidad de vitaminas destacando las del complejo B además de vitamina C, D y E, contiene también catorce ácidos grasos, entre ellos varios de los ácidos grasos esenciales. El polen es un manantial de proteína y de energía.

Es además un reconocido afrodisíaco y un potente estimulador que contribuye a resolver los problemas de fertilidad. También es conocido su poder anti-histamínico reduciendo así las molestias derivadas de las alergias. Es un alimento extraordinario para los deportistas, ayuda en la recuperación y en el crecimiento de los músculos.

El polen puede contener hasta once diferentes enzimas, por ello algunos investigadores aseguran que una pequeña toma de polen ayuda tanto en la digestión que la persona puede reducir el consumo de otros alimentos de un 15 a 20 por ciento. Por ello es un elemento clave en los programas de reducción de peso.

Se puede iniciar comiendo polen o añadiéndolo a jugos o batidos (una cucharada al día es una cantidad ideal). Cuando nunca se ha tomado es recomendable ir poco a poco, con una muy pequeña cantidad que se puede ir incrementando pues algunas personas tienen molestias digestivas con las primeras tomas.

Hay polen de muchas diversas procedencias y por ello su sabor y sus características cambian. Sugiero experimentar hasta encontrar el sabor que resulte más agradable, ya que algunos tienen sabores muy fuertes que dificultan su toma. Es ideal dejarlo remojando desde el día anterior para enriquecerlo y mejorar su digestibilidad.

Jalea real

Conocida como un poderoso rejuvenecedor, es la segunda fuente conocida más rica en vitamina B5 y contiene hasta un 50% de proteínas. La jalea real es también rica en acetil-colina, un fluido clave para mejorar el sistema nervioso y la capacidad de pensar con claridad.

Propóleo

Es un compuesto creado por las abejas para prevenir enfermedades dentro de sus panales. Es muy rico en bioflavonoides, los cuales tienen un poderoso efecto antibiótico y de protección contra hongos y bacterias.

Es rico en minerales, aminoácidos, grasas, vitamina C y E, provitamina A y complejo B.

El propóleo es un antibiótico natural que proporciona excelentes resultados durante los estados gripales o las afecciones de garganta y las vías respiratorias.

Cacao

Otro alimento usado desde tiempos lejanos, el cacao en su estado crudo tiene la más alta concentración de antioxidantes de cualquier alimento conocido sobre la tierra.

Según se muestra por pruebas de laboratorio publicadas en el ya mencionado libro *Superfoods*, el cacao tiene por cada gramo de peso más antioxidantes que el vino rojo, los arándanos, el acaí, las granadas y las bayas de Goji combinadas, siendo todos estos muy potentes en su poder antioxidante.

También se cree que el cacao es la fuente más rica en magnesio, uno de los minerales más alcalinos existentes. Es también abundante en hierro, cromo, manganeso, zinc y cobre, además de vitamina C.

El cacao contiene varios elementos que nos ayudan a sentirnos bien y por eso suele ser un alimento tan apetecido. El primero es la fenil-anilina, un compuesto que nuestro cuerpo produce cuando estamos enamorados, que por desgracia se destruye o se coagula cuando se lo somete a altas temperaturas, por lo que en los chocolates convencionales ya no está presente.

El segundo compuesto es anandamida, una endorfina que nuestro cuerpo produce cuando hacemos ejercicio y nos sentimos bien y que solo ha sido encontrada en el cacao. Otro ingrediente es el triptófano, un aminoácido esencial que nos ayuda a sentirnos bien; nuestro cuerpo necesita el triptófano, además de vitaminas B6 y B3 junto con magnesio, para producir serotonina, compuesto que nos ayuda a disminuir la ansiedad y mejora nuestros mecanismos de defensa contra el estrés. El triptófano también es sensible al calor, por lo cual es deficiente cuando los alimentos que lo contienen como el cacao, los dátiles, la avena, los huevos, el ajonjolí, el maní, los plátanos, la calabaza, la espirulina, los garbanzos o las semillas de girasol o de calabaza son procesados con calor.

El cacao es, pues, un alimento extraordinario cuando se consume en su forma natural. Ahora es posible conseguirlo crudo en forma de polvo, en granos, pasta, manteca, tabletas y en trocitos de los granos, entre otras. Valga reiterar que cuando se consume chocolate convencional con leche, no solo se pierden casi todas las propiedades del cacao, sino que se le adiciona leche y por lo común azúcares y aditivos que debemos evitar.

Especias, hierbas y condimentos

Este grupo de alimentos son muy importantes para dar sabor, color y alegría a los platos. La cúrcuma, pimienta negra, pimienta cayena, hojas de lima, albahaca, tomillo, jengibre, eneldo, laurel, cilantro, perejil, menta, azafrán, nuez moscada, comino, hierbabuena, los chiles, los pimientos y muchas otras especias y hierbas son estupendos aliños para lograr una comida deliciosa y saludable.

Muchos de estos productos además de su función como aliño tienen grandes propiedades curativas.

Suplementos

Una dieta rica en nutrientes como la que se puede tener si se incorporan los alimentos mencionados en este capítulo proveerá todas las enzimas, fitonutrientes, amino-ácidos, vitaminas, proteínas, minerales y ácidos grasos que son necesarios para mantener una buena salud y una vida longeva y energética.

En muchos casos, ya sea por la dieta deficiente o por las necesidades nutricionales, es aconsejable tomar suplementos alimenticios, vitaminas, minerales, enzimas, probióticos, fitonutrientes y otros suplementos que pueden ser de gran beneficio. En la mayoría de los casos cuando estos compuestos son de buena fuente traerán más beneficios que problemas, pero por supuesto siempre deben estar controlados de forma adecuada.

Hoy se conoce el uso terapéutico de muchos de estos elementos en muy diversas formas. La llamada medicina ortomolecular o nutrición terapéutica se está concentrando en ellos y ya se conocen terapias que van desde tratamientos de enfermedades psiquiátricas a base de anacardos hasta la curación de cáncer con macrodosis de vitamina C.

Quiero mencionar aquí dos vitaminas que requieren una atención especial, según sea el caso.

B12

La vitamina B12 o cobalamina es de vital relevancia en el funcionamiento del sistema nervioso y del cerebro, así como en la formación de la sangre y el metabolismo celular.

La vitamina B12 solo puede ser sintetizada por algunas bacterias y por las arqueas (microorganismos unicelulares) dentro de los animales. Debido a las altas condiciones de higiene y los procesos de pasteurización que lleva la cadena alimenticia en la mayoría de los países desarrollados, estas bacterias no están presentes en los lácteos y sus derivados por lo que las personas que llevan una alimentación vegetariana, y por supuesto los veganos, deben complementar con vitamina B12 ya que estas bacterias no están presentes en los alimentos para sintetizarla.

La vitamina B12 sí está presente en los productos de origen animal como el pescado, carnes, huevos y lácteos. El cuerpo almacena reservas importantes de esta vitamina pero si no se recarga se agota.

Vitamina D

El cuerpo produce vitamina D de manera natural pero para sintetizarla necesita la energía directa del sol sobre la piel. La vitamina nacida de esta manera se llama vitamina D3 o colecalciferol.

De acuerdo con la facultad de salud pública de la universidad de Harvard, cerca de la mitad de la población del mundo es hoy deficiente en vitamina D.

La vitamina D, además de otras funciones importantes en el cuerpo, destaca por ser indispensable para la absorción del calcio que nos proporciona la comida. Sin esta vitamina nuestro cuerpo se queda sin posibilidad de absorber el calcio. He explicado que la pandemia de osteoporosis que vive el mundo se debe a la deficiencia de calcio y no es de extrañar, sabiendo que cerca de la mitad de la población del mundo sufre de deficiencia en vitamina D; aunque hubiera un consumo adecuado de calcio en las dietas (lo que no pasa), este calcio no se fija por carencia de sol y vitamina D3.

Por lo anterior, si no se recibe sol directo al menos quince minutos al día, o se vive en países con largos inviernos, se deben tomar suplementos de la vitamina D3 o se corre el riesgo de sufrir osteoporosis. Los filtros solares, hoy tan de moda en el mundo, inhiben la síntesis de esta vitamina, por tanto si se toma sol con protector solar es aconsejable acudir a los suplementos de D3.

Las fuentes alimentarias de vitamina D3 solo están presentes en pescados grasos como el salmón, los arenques o las sardinas, la yema de huevos y algunos hongos que han sido expuestos al sol.

CAPÍTULO 8

Implementar el cambio paso a paso

Hemos revisado hasta aquí las incidencias que la alimentación tiene para la salud y la vida. Sabemos ahora lo importante que es vigilar lo que llevamos a nuestra boca y por lo tanto qué alimentos debemos comer y cuáles deberíamos evitar.

Emprender este proceso de cambio puede ser tan sencillo o complejo como cada quien lo requiera. Las circunstancias personales y la fuerza de voluntad serán determinantes en tomar un camino más rápido o más lento. He preparado una guía con pequeños pasos que se pueden dar para iniciar el cambio y que se pueden acomodar a cada condición de vida y sus posibilidades. Al final del capítulo quedan también unas sugerencias para aquellos que quieran, o necesiten, tomar un camino más rápido y drástico; es probable que este último lo recorran personas que sufren enfermedades degenerativas o que tienen alto riesgo de desarrollarlas.

Vale la pena tener presente que cualquiera que sea el camino a seguir, será muy importante para la vida. No se debe menospreciar ninguno de ellos porque cualquier cambio que se pueda implementar, aunque se limite a uno solo de estos pasos, será vital. Si, por ejemplo, el único cambio consiste en beber agua al levantarse, será de gran trascendencia para la salud. Sobra decir, entonces, que con cada paso sumado a los demás los cambios serán cada vez más contundentes.

Basta con revisar las posibilidades de cada uno y animarse a incorporar la mayor cantidad de estos pasos que le sea posible y muy pronto se podrán ver los resultados. El involucrar a la familia en estos cambios lo volverá todo más sencillo y aprovecharán también sus beneficios.

Elementos para el cambio

1. *Agua*. El agua al iniciar el día es un regenerador maravilloso para el cuerpo deshidratado y sediento después de una noche de ayuno. Es el paso más sencillo de dar y provee unos beneficios sustanciales.
2. *Zumos verdes*. Los zumos verdes son quizá una de las costumbres alimenticias más poderosas que se puedan incluir en la dieta. Hay infinidad de posibilidades y sus beneficios son extraordinarios. Quien comienza a desayunar con zumos verdes sentirá sus beneficios de manera tan profunda que una vez iniciado el hábito no lo dejará de hacer.
3. *Una ensalada en cada comida*. Si se incluye una buena ensalada como primer plato se llevarán al cuerpo todos los beneficios de una densidad nutricional superior. La fibra y los nutrientes presentes en estos alimentos lo ayudarán a comer menos y así sus efectos en la salud y en la figura se notarán muy rápido. Esta es la mejor manera de adelgazar con salud y sin privaciones.
4. *Adicionar una verdura en el almuerzo y en la cena*. Siempre que sea posible se debe incluir al menos una ración de verduras. Esta será la encargada de proporcionar el balance alcalino y de aportar valiosos nutrientes.
5. *Germinados*. Aunque suene algo extraño para nuestras costumbres alimenticias, los germinados son una fuente excepcional de nutrientes y son los productos más sencillos y baratos que podemos aportar a nuestra nueva

dieta. Con muy poco esfuerzo y dinero se obtiene un alimento fuera de serie. Para incorporar estos alimentos maravillosos solo se necesita un frasco de cristal, agua y unas legumbres. Otro pequeño gran paso que se puede dar sin mayor esfuerzo.

6. *Algas y microalgas.* A pesar de que son un alimento poco conocido en la mayoría de los países occidentales, es una alternativa que se va abriendo paso y para la cual existe cada vez mayor variedad de opciones de suministro y de uso. Una vez se determine qué tipos de algas (Nori, Dulse, Kelp, Kombu, Laver) o microalgas (espirulina, chlorella, fitoplancton marino, alga verde azul) se consiguen se puede comenzar a incorporarlas en la alimentación diaria.

7. *Reemplazar las gaseosas.* Al eliminar las bebidas gaseosas se están dejando a un lado enormes cantidades de azúcar y químicos. Si no es capaz de dejar las bebidas gaseosas, y de nada sirve reemplazarlas por versiones *light*, se pueden reemplazar por soda simple o agua mineral con gas, y una rodajita de limón.

8. *Jugos naturales.* Siempre acudir a los jugos de frutas verdaderamente naturales, sin azúcar, colorantes o aditivos de ningún tipo, y de preferencia recién exprimidos. La mayoría de los jugos industriales esconden grandes cantidades de azúcar, edulcorantes, químicos y otras sustancias que se deben evitar.

9. *Solo pan integral.* No más harinas refinadas blancas. Panes, bizcochos y tortas, elaboradas con harinas refinadas, se deberían reemplazar por panes y productos hechos con harinas integrales y con levadura madre. Son un alimento completo, con toda su fibra y nutrientes y sin los químicos que se incorporan en los procesos de refinación. Aun cuando he afirmado que el pan no es el mejor aliado en una alimentación saludable, sí es importante que cuando se coma sea siempre un pan integral y de preferencia sin gluten.

224 EL PODER DEL ALIMENTO

10. *Cambiar el tipo de pasta.* La pasta es otro alimento muy utilizado en la dieta occidental, muy fácil de cambiar por uno de mayor calidad. Pero no hay que dejar de comer pasta sino buscar las que no estén hechas con harinas refinadas y mejor que no sean de trigo. Pastas de arroz, quínoa, kamut, espelta, mijo, papa y muchas otras son cada vez más abundantes en los mercados ecológicos y en las tiendas étnicas orientales.

11. *Reinventar los cereales.* Vivimos en un mundo monotemático en materia de cereales, casi todos de trigo, soya y maíz. Como lo hemos explicado, la mayoría de los productos que se consiguen en un supermercado contienen uno de estos tres cereales, o varios de ellos, cultivados a partir de semillas transgénicas. Desde la salsa de tomate hasta las gaseosas, tienen componentes derivados de estos cereales, casi todos provenientes de harinas refinadas de granos transgénicos que sin duda se deben evitar. Por fortuna hoy tenemos una buena variedad de cereales que aún se encuentran en su estado natural: espelta, trigo sarraceno, kamut, quínoa, amaranto, avena y otros granos que podemos usar, son fáciles de cocinar y de excelente sabor (ver el capítulo 10).

12. *Adiós al azúcar.* Cualquier reducción en el consumo de este nefasto producto químico de la industria moderna será una bendición para el organismo. Si tuviera que elegir un solo paso para mejorar la salud, no dudaría este de eliminar el azúcar y los edulcorantes en todas sus formas. No es tan difícil como parece a primera vista. Cuando se toma conciencia y se empieza a reducir el consumo de azúcar, poco a poco el cuerpo va rechazando las cantidades de dulce y va demandando cada vez menos alimentos azucarados. Lo mejor para iniciar es eliminando todo el azúcar extra que se utiliza, por ejemplo, en las bebidas. Así además se descubren nuevos sabores. Los niños serán los mayores beneficiarios de esta decisión, aunque no será fácil por cuanto son ellos los

más bombardeados por la constante publicidad de productos azucarados fruto de la industria. Ayúdeles a comprender el impacto del azúcar en su cuerpo y a que se protejan desde pequeños de estos pésimos hábitos cambiándolos por hábitos positivos.

Recuerde que si le cuesta eliminar el dulzor de los alimentos puede utilizar alguna de las opciones más sanas, como Estevia (Stevia) o Xylitol, siempre manteniendo el objetivo de reducirlos o eliminarlos con el tiempo.

13. *Abandonar los fritos*. Algunas zonas de América son muy dadas a consumir cantidades ingentes de alimentos fritos, con graves consecuencias para el corazón, así como la generación posible de cáncer y obesidad. Cocinar los alimentos al vapor o al wok es magnífico y puede ser un excelente sustituto para los fritos.

14. *Más alimentos crudos*. Esta costumbre alimenticia es la más sencilla de ejecutar: comer todos los alimentos en su estado original crudo que le sea posible. ¿Sabía, por ejemplo, que los espárragos verdes se pueden comer crudos y cuando están frescos tienen una textura crujiente y un sabor excepcional? Y lo mismo pasa con las nueces, muchas semillas, germinados, todas las hojas verdes y muchos otros alimentos como la remolacha, la calabaza, el calabacín, el brócoli y la coliflor por solo citar algunos. Experimentar, probar texturas y sabores de los alimentos crudos frescos o deshidratados es una idea extraordinaria. En la bibliografía encontrará más información.

15. *Renovar los aceites*. Cuando use aceites que solo sea para aderezar o saltear, pero en cualquier caso es necesario fijarse que sean de primera presión en frío. Los más aconsejables son los de lino y oliva, en este órden.

16. *Fuera el microondas*. Estos hornos representan la técnica de cocción más invasiva que existe en los alimentos, ya que cambian su estructura molecular, alterando la polaridad de los átomos para generar calor, proceso que genera radicales libres y destruye las enzimas. Aun cuando

226 EL PODER DEL ALIMENTO

muchas fuentes aseguran que no pasa nada, lo cierto es que es un proceso antinatural y perjudicial para su salud. Si se miran en un microscopio las paredes de un vegetal antes y después de un paso por el microondas se podrá apreciar el daño que se hace.

17. *Reducir al máximo las proteínas de fuente animal.* Esta clase de proteínas deberían ser una muy pequeña parte de la dieta y no el plato principal. No se necesita más que un 10% como máximo de alimentos proteínicos y tenemos en abundancia fuentes de origen vegetal de mayor calidad y sin los perjuicios para la salud y para el planeta de la matanza de animales. Reduciendo esas porciones se aporta mucho al bienestar humano, a la vida animal y a la salud de la tierra.

18. *Incorporar superalimentos en la dieta.* Al introducir estas fuentes excepcionales de nutrición se le suministra al cuerpo lo mejor que tenemos hoy en día al alcance para dar salud y energía fuera de serie.

19. *Probióticos.* Se pueden tomar probióticos cada noche al acostarse y de esa manera ayudar al cuerpo a regenerar la flora intestinal. Los probióticos en cápsula son la manera más simple y potente a nuestro alcance que ya se consiguen en algunas tiendas de productos naturales. Los probióticos ofrecidos en productos industriales, por lo general incluidos en productos lácteos y bebidas altamente procesadas, no se deben incluir en la dieta.

Tentempiés saludables

Vivimos en un mundo plagado de comidas de paquete y muchas personas comen a diario estas chucherías poco saludables en todas partes y a todas horas.

Es evidente que a veces necesitamos comer algo entre comidas, ya sea porque la hora de comer algo contundente está muy lejos o porque tenemos necesidades energéticas o digestivas especiales, por lo que quiero mencionar aquí unas cuantas ideas sobre refrigerios o tentempiés saludables.

Algunos alimentos integrales son excelentes para este propósito, son de buen sabor, fáciles de transportar y de muy buena vida útil, sin los adversos procesos industriales y sus preservativos químicos dañinos para la salud.

Nueces y semillas. Todas las mencionadas en el capítulo anterior, ya sean crudas, deshidratadas o levemente tostadas y que pueden ser saborizadas con facilidad. Se deben evitar siempre las nueces o semillas fritas.

Frutas secas. En todas sus variedades son un excelente tentempié. Hay que verificar sobre todo que no tengan azúcares o preservativos añadidos y si son ecológicas, mucho mejor. Dátiles, higos, melocotones, fresas, kiwis, uvas, ciruelas y demás, hacen un refrigerio sabroso y quitan las ansias o antojos de tomar azúcar. Son una buena alternativa pero sin abusar puesto que su contenido de glucosa es alto.

Mezclas. Las mezclas de nueces y frutas secas son otro divertido tentempié.

Zanahorias miniatura, pepinos y apio. Son por sí mismos vegetales de un maravilloso sabor pero es una buena idea acompañarlos con humus o con mantequilla de frutos secos.

Galletas de arroz. Se pueden conseguir en tiendas especializadas, sin preservativos químicos. Acompañadas con mantequilla de maní o de otra nuez son deliciosas. Otro acompañamiento muy sabroso es la mermelada natural de frutas.

Frijol de soya (edamame). De uso extensivo en Japón y países orientales, esta leguminosa es una muy buena alternativa. Alcalinizante y sabrosa, solo necesita sazonarla con un poco de sal o chile y queda estupenda.

Fruta fresca. Siempre son una excelente alternativa, en especial para personas sin problemas de diabetes o sobrepeso. Manzanas, cerezas, melocotones, peras, ciruelas y demás, son sencillas de transportar, son siempre una alternativa refrescante y sana.

Hojas de alga nori. Muy populares en los países de Oriente, se consiguen en las tiendas naturistas. Son un tentempié lleno de minerales y nutrientes.

Granola. Preferiblemente hecha en casa con cereales integrales y frutos secos de buena calidad. Hoy también se consiguen granolas orgánicas de muy buena calidad en tiendas naturistas, sin azúcares añadidos. La mayoría de las granolas son bastante acidificantes por lo cual deben tomarse con moderación o en combinación con alimentos alcalinos.

Barras de fruta y nueces. En algunas tiendas naturistas se pueden comprar barras hechas de frutas y nueces crudas sin procesos industriales. Se consiguen también barras de verduras y fruta o de algas y fruta. Todas ellas muy buenas y sanas alternativas.

Jugos y batidos verdes. Estas maravillosas bebidas siempre serán una manera estupenda de alimentarse entre comidas. En los capítulos 10 y 11 encontrará varias recetas.

Otros sencillos pero definitivos pasos hacia la salud

Ejercicio

Se habla mucho sobre la importancia del ejercicio pero en realidad son pocas las personas que en verdad lo incorporan a su vida. Somos seres diseñados para estar en actividad pero muchos vivimos de manera sedentaria, frente a un computador o a una mesa de trabajo todos los días. La mayoría de las personas que viven en una ciudad deben preocuparse por mover el cuerpo y el hacer ejercicio no está restringido al hecho de tener que ir a un gimnasio, también se puede hacer ejercicio en casa, en la calle o en el campo. Lo importante es moverse todos los días de la vida.

Caminar y nadar son los mejores ejercicios posibles. Solo con dedicar unos minutos cada día a una de estas actividades se habrá hecho lo necesario para que el cuerpo se mantenga bien desde el punto de vista físico, y no hace falta correr maratones. El sencillo acto de caminar a buen ritmo, o nadar, será suficiente. Nunca es tarde para empezar pero siempre es mejor hacerlo de inmediato, cumpliendo con una rutina diaria de ejercicio. Sin excepciones, todas las poblaciones del planeta que viven largo y con salud llevan a cabo una actividad física permanente. La buena salud no se obtiene frente a la televisión o al computador. El movimiento es la clave.

Respiración

Los orientales dicen, con su sabiduría milenaria, que somos lo que comemos y lo que respiramos. Aprender a respirar es definitivo. A través de la respiración recibimos el oxígeno que nos da la vida. El yoga, el pranayama, Tai Chi y muchas otras disciplinas nos enseñan a respirar de manera adecuada, además de aportar beneficios maravillosos a nivel físico. Hay muchos métodos de respiración valiosos. La respiración "Ha" es uno de ellos. Consiste en inhalar, retener, exhalar, retener siempre contando hasta siete y realizando este ciclo completo siete veces. Se inhala contando hasta siete, se retiene el aire contando hasta siete, luego se exhala de la misma manera y por último se retiene a cuenta de siete y se inicia un nuevo ciclo hasta completar siete repeticiones.

Sueño suficiente

Los seres humanos necesitamos renovarnos a través del sueño. Dormir ocho horas diarias es lo ideal, pero en cualquier caso siempre un promedio de siete horas es lo mínimo requerido para un buen descanso y una renovación adecuada. Muchas veces se menosprecia el valor del sueño con frases como "vivo más si duermo menos". Lo cierto es que dormir es tan importante como alimentarse bien o hacer ejercicio. Son pilares básicos de una buena salud. Como casi todo en la vida, debe ser hecho en su justa medida.

El alimento esencial

Más allá de los alimentos

Si bien es cierto que el alimento es el pilar sobre el cual se construye una vida sin enfermedad, no se debe olvidar que una salud integral solo se obtiene mediante una vida armoniosa. *Las relaciones personales, el trabajo, el ejercicio físico y la espiritualidad* son ese alimento esencial, los factores determinantes para llevar una vida saludable y feliz.

La mayoría de los seres humanos se despreocupa por la salud hasta cuando enfrenta alguna enfermedad y, por desgracia, muchas veces en estados avanzados, lo que complica en gran medida cualquier posible recuperación.

Damos por hecho que nuestro cuerpo debe funcionar bien sin importar lo que hagamos con él, lo que le demos. Esperamos desempeños óptimos y en todo caso que no nos genere problemas, como si tuviese la obligación de trabajar a la perfección a pesar del continuo maltrato y el descuido.

Somos seres complejos, mucho más allá que un simple mazacote de carne y huesos. Hoy sabemos, por ejemplo, que la permeabilidad de la mucosa gástrica del intestino delgado mejora con emociones positivas, lo cual significa que un buen estado de ánimo hará que nuestra digestión sea mejor y viceversa.

El alimento va, entonces, mucho más allá de lo que nos llevamos a la boca.

Relaciones personales

En este aspecto lo que de verdad importa es cultivar relaciones saludables que soporten nuestras necesidades y deseos. Por nuestra condición de seres sociales la interacción con otras personas alimenta muchos aspectos claves de la vida. Construir relaciones que nos hagan crecer y nos apoyen será el sustento de esa vida armoniosa que anhelamos.

Amor

Todos tenemos la necesidad de dar y recibir amor. El amor es alimento para el alma. El amor nutre el cuerpo, la mente y el espíritu. Para crecer en este campo es importante mejorar nuestra conexión interna y las conexiones con todas las personas. Cuando conectamos bien con otras personas sentimos una relación cómoda y segura, en la que somos libres de expresar nuestros deseos, sueños, miedos y alegrías.

Servir a los demás es una de las manifestaciones más gratificantes del amor y sin duda las personas que tienen o se dan la oportunidad de servir a otros son más felices

Trabajo

El trabajo ocupa una enorme parte de nuestra vida pero ¿cuántos disfrutamos trabajando? Si el trabajo se sufre hay entonces una parte muy importante de la vida en problemas y por lo tanto una salud afectada.

De no ser posible encontrar el trabajo que quisiéramos tener sería bastante útil para la salud aprender a querer el trabajo que nos ha tocado y disfrutar el hacerlo muy bien.

¿Por qué vemos entre personas que hacen el mismo trabajo, unas que siempre sonríen y otras que se ven amargadas? ¿Por qué en un restaurante hay camareros que atienden con gusto y otros que maltratan a los clientes? La diferencia es, casi siempre, la actitud. Como en todas las cosas importantes de la vida, la actitud positiva en el trabajo es fundamental.

En los países y zonas del mundo donde la gente vive mejor y más largo, llevan a cabo su trabajo hasta sus últimos días. Su sueño no es jubilarse, con lo cual mantienen una inigualable expectativa de vida pues no solo se sienten útiles sino que en muchos casos, como en Okinawa en Japón, los ancianos son las personas más respetadas y a quienes se pide guía y consejo.

Ejercicio físico

Hoy nadie pone en duda que para una salud plena el ejercicio es fundamental. El reto en el mundo actual es encontrar la manera de poner el cuerpo en movimiento.

Existen grandes enemigos para la actividad física: la TV, el Internet, los juegos digitales, el teléfono móvil, los medios de transporte y de comunicación modernos, y muchas otras invenciones, son elementos que no promueven el movimiento físico. La actividad se puede hacer de formas muy diversas y modestas y no necesariamente en un gimnasio. Caminando al trabajo, al menos parte del trayecto, subiendo y bajando escaleras en lugar de ascensores, llevando a los niños al parque, paseando al perro o dando una vuelta diaria por el vecindario. Lo importante está en decidir una rutina que nos obligue a movernos todos los días.

Quedan también muchos otros recursos como correr, montar en bicicleta, jugar al tenis o al fútbol, nadar o hacer yoga.

Experimentar y definir cuál se acomoda a sus deseos y posibilidades e incorporarlo en la rutina diaria hará una gran diferencia en la salud y la longevidad.

Espiritualidad

La nutrición espiritual nos puede alimentar más que ninguna otra, a un nivel muy profundo. Cuando logramos estar en comunión con la conciencia universal se abre una nueva perspectiva de la vida, todo se hace más sencillo y claro.

Albert Einstein nos dijo: "Un ser humano es una parte del todo, llamado por nosotros 'el universo', una parte limitada en el tiempo y el espacio. Se experimenta a sí mismo, sus pensamientos y sentimientos, como algo separado del resto, una forma de ilusión óptica de su conciencia. Está ilusión es una cárcel para nosotros, restringiéndonos a nuestros deseos personales y al afecto por unas pocas personas cercanas a nosotros. Nuestra misión debe ser liberarnos de esta cárcel ampliando nuestro círculo de compasión para que abarque a todas las criaturas vivientes y a la totalidad de la naturaleza en su belleza".

Cuando, en efecto, nos sentimos parte de este universo, nuestra visión hacia todas las partes que lo conforman cambia. Vemos entonces cómo cada cosa que hacemos afecta a ese "todo", que a su vez nos afecta, y así somos conscientes de esa gran unidad.

Hay muchos caminos hacia la espiritualidad pero lo importante, en últimas, es buscar la conexión interior. No importa la forma, la creencia o la religión, mientras se consiga conectar con esa fuente se habrá avanzado en el camino espiritual, consiguiendo un nivel de nutrición excepcional y poderoso.

Karl Jung acuñó el término "sincronía" para indicar esa sutil interacción entre el deseo individual y la ley universal (o la ley de Dios, o el movimiento del cosmos, dependiendo de la perspectiva). Cuando estamos en sincronía con el universo estamos en mejor capacidad de alinearnos con él y entonces suceden las cosas en el lugar y en el tiempo justos.

Aprendemos a escuchar y entender sus signos, a sentir la dirección en que la vida quiere ir. Es entonces cuando aparecen las personas adecuadas en el momento preciso para ayudarnos a avanzar en la dirección correcta.

El Universo se alinea con nosotros y nosotros con él, y es allí donde está la esencia de la espiritualidad. Entre mayor sea la alineación con esa conciencia universal nos sentiremos mejor nutridos, más estables y en paz.

La vida basada en plantas: un cambio más profundo hacia el veganismo

Si quisiera ir más allá de los pasos iniciales indicados en este capítulo y realizar un cambio más profundo en su alimentación, mi consejo es hacer un periodo de prueba de al menos un mes con una alimentación basada en su totalidad en plantas, restringiendo los alimentos de origen animal, siendo lo más estricto posible pero sin que se vuelva una obsesión. Es decir, ir introduciendo la dieta basada en plantas en casa y si algún día se come fuera y hay que comer algo con animales, no debería ser un problema.

El punto a tener en cuenta es que al emprender el camino de la salud es mejor enfocarse en un verdadero cambio de hábitos alimenticios. La manera como se mira a los alimentos y la relación con ellos debe cambiar. Hemos sido educados pensando en que un plato de comida sin carne, pescado o pollo no es comida y cambiar esto implica necesariamente un esfuerzo, y si el esfuerzo se hace a medias, todo quedará a medio camino.

La ventaja es que las plantas ofrecen una gran variedad de clases, sabores y texturas y la maravillosa posibilidad de comer sin límites la gran mayoría de ellas. No se deben sentir por tanto ninguna clase de limitaciones.

Una vez que se adquiera la costumbre de comer plantas y se reconozcan en el cuerpo sus beneficios se dejará de anhelar comer animales. Esto es cierto en la gran mayoría de los casos, al punto que se empezará a sentir un rechazo inconsciente por esta clase de alimentos.

Cuando una persona está intentando dejar de fumar lo más aconsejable es dejarlo del todo, pero en el tema de los animales podemos ir con menos rigor, darnos la oportunidad de comprobar cómo es la vida sin ellos pero sin agobios, sin que sea un "delito" aceptar un trozo de carne cuando alguien invita a comer.

Sé por experiencia propia que la idea de prescindir de carnes, pescados, pollos, salchichas, quesos y leche suena imposible y este es el primer obstáculo que enfrentamos al considerar una dieta vegetariana, a pesar de la evidencia positiva y contundente que tiene para nuestra salud.

Si está pensando que eso es imposible lo animo a que se dé una oportunidad y lo pruebe durante un mes o dos. Las personas que cambian su alimentación hacia una dieta adecuada basada en plantas reportan una mejoría relevante en su salud y en su vida pues cuando empiezan a cuidar su cuerpo se crea una atmósfera que propicia también una mejoría en la mente y en el estilo de vida. Es un círculo creciente de cambios positivos que van llevando hacia una vida más saludable, plena y feliz.

Y me refiero a una dieta adecuada basada en plantas, pues he visto muchos casos de gente que por una u otra razón decide hacerse vegetariana, pero lo que hace es eliminar los animales y trasladarse a una dieta llena de harinas refinadas, lácteos, azúcar y alimentos que terminan empobreciendo su salud. Por supuesto, si una persona deja las carnes pero se dedica a comer pizza y postres, su salud no va a mejorar y antes, por el contrario, puede empeorar. La transición a una dieta vegetariana adecuada debe estar basada en los alimentos y las recomendaciones que están consignadas en este libro, es decir, transitar hacia una dieta basada en plantas integrales, en su mayoría en estado natural y sin excesos. Solo así habrá un verdadero cambio en la salud.

En la prueba se descubrirá que existen comidas estupendas basadas solo en plantas. Seguro después de un mes quedarán todavía antojos de carne, pero se descubrirá que es posible dejarla. La sensación de bienestar será evidente y es muy probable que también se baje de peso y con seguridad el nivel de energía subirá.

Al hacer una transición a una dieta vegetariana se deben tener en cuenta los siguientes aspectos:

1. *Ajuste*. Durante los primeros días pueden presentarse problemas digestivos, normales mientras el sistema digestivo se ajusta al cambio, que suele ser rápido.

2. *Tiempo*. Transitar hacia una dieta vegetariana requiere una inversión de tiempo. Por lo común no se tiene la menor idea de las posibilidades que ofrece la cocina vegetariana, por lo que es necesario leer, buscar opciones, asistir a cursos y experimentar. Será un tiempo invertido en la salud y el bienestar.

   Todo lo bueno suele tomar tiempo, hay que experimentar sin afanes las posibilidades de un mundo sin animales en el plato, y cada quien irá a su propio ritmo, sin agobios, pero con un rumbo fijo.

3. *Innovación*. Hay que procurar que la comida vegetariana sea variada y sabrosa, dado que la alimentación que se está reemplazando es tan dañina y destructiva como suculenta. Si esto no se cumple, cualquier plan para cambiar de hábitos será una frustración. Si la dieta nueva se basa solo en comer la misma ensalada de lechuga con tomate todos los días, va a ser un fracaso muy pronto. Innovar en los alimentos base, en sus preparaciones, en su presentación, es vital para lograrlo y se puede acudir a una infinidad de libros, Internet y seminarios de todo tipo para aprender a cocinar opciones veganas o vegetarianas agradables a los sentidos. La innovación y la creatividad son las claves para recorrer este nuevo camino en la vida.

4. *Cambiar el* chip. Por llevar años asumiendo que una comida sin carne no es comida es necesario cambiar la manera de pensar y asumir que un plato sin carne es un regalo para la salud. Y si en ese nuevo plato hay alimentos bien elaborados y sanos siempre será más fácil olvidar la carne. Muchas personas se vuelven vegetarianas por razones ecológicas o espirituales, pero en el caso de este libro se trata de la salud física. Si además se es consciente de que así se rechaza el sufrimiento de millones de animales, se mejora la salud del planeta, se incrementa el nivel de energía disponible y se expande la mente, entonces habrá más razones para que el cambio de *chip* sea más sencillo. El nuevo plato sin carne se verá con otros ojos.

5. *Nuevos restaurantes, nuevas fronteras.* Con el cambio de dieta vendrán también cambios en los sitios a los cuales se acudía para comer. Es muy probable que no se pueda volver a algunos de esos lugares porque no ofrecen opciones para vegetarianos, no obstante si esa puerta se cierra se abrirán otras. Las mejores opciones para vegetarianos suelen estar en los restaurantes étnicos. La comida de los países de oriente, China, Tailandia, India,

Japón y la comida árabe tienen muchas alternativas sin animales en verdad deliciosas. Por supuesto, también en la comida italiana y hasta en un restaurante mexicano se pueden encontrar alternativas.

6. *Comer lo suficiente.* Es importante no pasar hambre por cuenta de ser vegetariano. Aquel dicho de "barriga llena corazón contento" también aplica en este caso. Cuando la dieta está basada en plantas, lo más seguro es que se pierda peso y por ello, aun cuando el objetivo sea rebajar kilos, nunca se debe aguantar hambre. Una dieta vegetariana o vegana correcta ofrece la posibilidad de reducir la cintura y bajar de peso en casi un 100% de los casos, y no hace falta pasar hambre. Se puede comer hasta alcanzar la sensación de llenura pero, por supuesto, sin excesos.

7. *Círculo social.* Es muy probable que en el círculo familiar y de amigos el vegetariano encuentre algún grado de rechazo; incluso puede pasar que intenten boicotear la decisión. Mi experiencia es que, con el tiempo, cuando esas personas evidencian los cambios positivos, pronto verán el vegetarianismo de otra manera.

No hay que desanimarse por estos rechazos iniciales, los cuales son, por cierto, previsibles, dado que a todos nos cuesta aceptar que estamos haciendo algo mal aun cuando en el fondo lo admitamos. Puede que sientan como un problema el buen ejemplo del otro.

Por fortuna, el vegetarianismo es una fuerza creciente en todo el planeta y cada vez somos más los que nos unimos a este estilo de vida, casi el 10% de la población mundial. Pero hay que saber que remar en contra de la corriente es un ejercicio duro y la mejor manera de hacerlo es tener una actitud positiva y comprensiva hacia las personas que van en la dirección opuesta y se oponen de manera abierta.

El Dr. Collin T. Campbell en *El estudio de China* hace el siguiente comentario sobre la transición a una dieta basada en plantas:

Lo más importante es que puedes hacer una dieta basada en plantas con gran satisfacción y placer, pero hacer la transición es un desafío. Hay varias barreras sicológicas y prácticas. Toma tiempo y esfuerzo. Puede que tengas oposición de parte de tus amigos y familia, pero los beneficios son casi milagrosos y te sorprenderás de ver lo fácil que es una vez formas nuevos hábitos.

Quiero recalcar, por último, que siempre será más sencillo hacer los cambios con la participación de la familia. Y claro que es un tema delicado pues muchas veces no se comparten las ideas ni los objetivos, pero si la familia está involucrada en los cambios será en verdad mucho mejor. En mi caso tuve el amoroso apoyo de mi esposa con lo cual mi objetivo personal se volvió de la familia. Con ese soporte, en el corto plazo todo es más fácil pues se cocina de una sola forma y es seguro que en el largo plazo la familia agradecerá el cambio.

He conocido casos en los que un enfermo de cáncer involucra a toda su familia en su aventura dietética sanadora y los resultados han sido excepcionales para todos sus miembros, quienes luego aprovechan y agradecen sus beneficios de por vida.

Por supuesto cada persona es diferente y nunca se debe obligar a nadie a compartir este estilo de vida.

CAPÍTULO 9

Recetas para el cambio

A estas alturas del libro el lector ya tiene en sus manos el conocimiento y, si he conseguido despertar su interés por el tema, también la conciencia sobre la importancia que implica para la vida una alimentación adecuada. Solo queda por tanto llevar este conocimiento y esta conciencia hacia el terreno de la vida diaria.

Y para decirlo con toda franqueza, no se comienza en un jardín de rosas. Las primeras barreras por pasar, tanto las sociales como las prácticas, son difíciles de atravesar.

El tema logístico, por ejemplo, puede ser un problema, según sea el sitio y el clima del lugar donde se vive. Conseguir los alimentos apropiados demandará al principio algo de tiempo y quizá haya que cocinar para uno solo. No obstante todo pasará a un segundo plano una vez se tome la decisión. Cuando se está en buena forma física y mental, sin sobrepeso, con vitalidad y energía, todo lo demás dejará de tener importancia. Solo se sentirá alegría por el cambio realizado y por las nuevas fronteras que se abren para una vida más plena, longeva y saludable.

Por supuesto, si se tiene alguna enfermedad degenerativa o predisposición a ella, y se adopta este cambio de vida, los beneficios serán aún mayores que para una persona sana ya que se abre una ventana de esperanza hacia la recuperación de la salud por la extraordinaria vía de la alimentación.

Existen una gran cantidad de valiosos libros, videos, información de internet, cursos *on line* y presenciales e información sobre cocina basada en vegetales, por lo que en este libro ofrezco una nueva y especial visión que va a complementar lo que se pueda conseguir. Más adelante se podrán encontrar también una serie de recomendaciones sobre libros de recetas y técnicas de esta nueva cocina hoy disponibles en las librerías, así como de sitios web donde se puede conseguir información relevante.

Aun cuando el objetivo de este libro no es enseñar a cocinar sino dar las bases para entender la alimentación que nos ofrece el mundo en el que hoy vivimos y contribuir en la comprensión de cómo esta influencia nuestras vidas, me parece más que útil ofrecer recetas que me permitan comprobarle al interesado que existen las más diversas maneras para ver la cocina de otra forma y así dar los primeros pasos en la dirección que considero es la más correcta. Cada quien podrá trazar su propio camino y diseñar su plan de acción escogiendo los alimentos que va a eliminar y los que va a incorporar, paso a paso, con estilo propio.

El primer grupo de recetas, en este capítulo, incluye una guía práctica para empezar a comprar y cocinar alimentos basados en vegetales, pero ya con cocción y con algunos alimentos de origen animal en cantidades moderadas. Esta parte muestra de manera sencilla cuáles son los utensilios y los ingredientes recomendados para una cocina verdaderamente sana y nos enseña a preparar estos alimentos de tal forma que conserven la mayoría de sus cualidades nutricionales. Se constituye así en una guía clara para comprar y preparar la comida que nos aporta salud y energía vital.

El segundo grupo de recetas, en el capítulo 10, hace parte de una jornada depurativa de siete días, una manera fantástica de limpiar el cuerpo y aprender a comer de una manera sana y diferente. Todas las recetas de esta semana depurativa se pueden incorporar luego a la vida diaria, solas o en combinación con recetas de alimentos cocinados. Estas recetas que limpian el cuerpo de toxinas se elaboran principalmente con alimentos crudos, que como ya vimos, conservan todo su poder nutricional, sus enzimas, fitonutrientes, antioxidantes y demás propiedades intactas.

Es posible iniciar el cambio de la dieta en cualquier orden y utilizando recetas de uno o de otro capítulo. Solo quien quisiera hacer el programa depurativo debe iniciar con las recetas incluidas en el capítulo 10.

Para contribuir con la puesta en práctica de un cambio alimenticio encontrará a continuación alternativas diferentes a las recetas tradicionales y que han sido seleccionadas por sus condiciones para guiar al interesado por un camino de alimentación saludable. Dentro de la alimentación basada en plantas hay infinidad de información, pero siempre tendrá que filtrarse. No toda la comida basada en plantas, ni tampoco toda la comida vegetariana, es sana. De seguir los lineamientos expuestos en este libro podrá discernir qué se debe comer habitualmente y qué se debe evitar.

Al final del libro podrá encontrar una bibliografía recomendada para ampliar el campo de acción culinario y expandir las posibilidades en la cocina. Innovar y cambiar es parte del éxito en esta transición.

Las recetas en este capítulo se presentan gracias a la generosa colaboración de Aliwalu Caparrós, co-fundadora y directora de Zenses, chef alquimista de comida crudo-vegana y vegetariana medicinal,[56] quien ha aportado su experiencia culinaria y la ha unido a los objetivos nutricionales del libro.

Los ingredientes de las recetas se utilizan conservando el máximo posible de sus nutrientes. Hay muchas propuestas que parten del alimento no cocinado aplicado a sopas, cremas, salsas, aliños, aderezos, zumos y batidos. Otras son elaboradas intentando que los ingredientes no se sobre cocinen.

Es una guía simple para experimentar recetas fáciles, sa-

---

[56] Eco Gourmet Medicinal, Health coach IIN, Raw nutrition certificada por David Wolfe. www.lightime.be, www.zenses.es

brosas y en general bastante alcalinas. Hay algunas recetas con ingredientes de origen animal para quien quiera algo de este tipo de alimentos, pero a la vez las recetas se pueden elaborar perfectamente sin el ingrediente animal.

Sobre el recetario

Encontrará una rutina diaria como ejemplo y luego diferentes variaciones para ir combinando entre ellas, según el gusto de cada quien.

El recetario está pensado para crear una semana de rutina o para ir haciendo un listado de variantes de platos para combinar. Los ingredientes son para dos personas pero está demostrado que pueden comer hasta cuatro con porciones menos generosas.

Se pueden conservar las salsas o los aderezos varios días de manera que sirvan para aderezar otras comidas.

Herramientas y utensilios básicos

Una olla de acero inoxidable o, mejor aún, de acero quirúrgico o de hierro colado. Evitar las ollas de aluminio, pues es muy tóxico.

Utensilios para hacer alimentos al vapor, puede valer desde un sencillo artefacto de bambú oriental.

Una sartén de cerámica, hierro colado o titanio. Evitar las de teflón.

Una batidora de vaso o de brazo, preferiblemente. En su defecto, una manual es suficiente.

Un robot de cocina.

Un cuchillo, y si es de cerámica mejor, pues no oxida la verdura. Para empezar cualquier cuchillo que corte bien.

Una licuadora para hacer jugos.

Cucharas de madera.

Un colador de acero y otro de tela, medianos.

Un pelador de tomate o de verduras.

Frascos de cristal, tela mosquitera o gasa, y bandas de caucho para hacer germinados.

Ingredientes básicos

Al principio parece que es una gran inversión pero a medio plazo se descubre que todos estos ingredientes rinden mucho. De cualquier manera se pueden ir adquiriendo poco a poco. Muchos de ellos se encuentran en tiendas de productos naturales o de comida oriental.

Todos los ingredientes de esta lista deberían adquirirse de procedencia biológica o, en su defecto, de la mayor calidad disponible. Siempre que sea factible se debe comprar orgánico y evita añadir químicos. Su sabor es incomparable, más natural y real.

Grasas buenas. Aceite de oliva - Aceite de coco - Aceite de lino (guardar en la nevera o en sitio muy fresco).

Ácidos buenos y alcalinos. Vinagre de manzana – Limones – Pomelos.

Fermentados. Miso - Sawerkraut o col fermentada.

Para salsas y aderezos. Tamari (salsa de soya sin trigo). En caso de no conseguirla, usar salsa soya.

Semillas y frutos secos. Semillas de ajonjolí, calabaza, de lino o linaza, de chía, gomasio (mezcla de semillas de sésamo con sal marina y en ocasiones algas) – Almendras – Nueces – Piñones - Anacardos o merey (Cashews) - Uvas pasas – Dátiles.

Algas marinas. Algas Nori – Wakame – Dulse – Kombu.

Granos. Arroz integral - Quínoa – Amaranto – Mijo.

Legumbres. Lentejas rojas – Lentejas – Frijoles - Frijoles azukis (el mejor de todos) – Garbanzos.

Pasta. Evitar la pasta de trigo y buscar otras alternativas como por ejemplo espagueti de quínoa, fideos de arroz, pasta de espelta, etcétera. Cada vez se encuentra más variedad de ellas en las tiendas de productos naturales, son un poco más caras pero bien vale la pena.

Endulzantes. Stevia en hojas – Xilitol – Miel - Panela (es mejor que el azúcar blanco y quizá es útil en una dieta de tránsito, pero no es lo más recomendado) - Agave (es un edulcorante mejor que el azúcar, apto para diabéticos, por su bajo índice glicémico, aunque se están vendiendo ahora algunos ya altamente procesados y desnaturalizados. Debe buscarse siempre nectar de agave crudo, generalmente de color muy oscuro y evitarse los que son refinados).

Sales. Sal marina y sal del Himalaya son las mejores opciones. Estas sales en concreto contienen 82 minerales, todos ellos necesarios para el organismo.

Especias. Cúrcuma (anti inflamatorio) - Pimienta cayena (estimula la digestión, calienta el cuerpo, aumenta la absorción de nutrientes) - Canela (estimula la circulación de la sangre) - Pimienta (antioxidante) - Comino (diurético) - Vainilla (aumenta la libido).

Recetas para todos los días

Ejemplo de un día

Agua pura al levantarse y de manera ideal 20 minutos después un zumo verde (recetas en las próximas páginas).

Desayuno

Chía & compañía

Preparar una infusión de hierbas medicinales que se pueden alternar (manzanilla, diente de león, cola de caballo, ortiga, uña de gato, etc.).

Ingredientes

- 4 cucharadas soperas de semillas de chía
- 4 cucharadas de kéfir o yogurt de cabra (probióticos). Sustituir por el yogurt vegano del capítulo 10 para no tomar lácteos.
- 1 cucharada de miel
- 1 cucharada pequeña de polen de abeja (opcional)
- 1 cucharada de coco rallado
- 8 almendras, nueces, o anacardos (previamente remojados)
- 1 manzana troceada en cuadritos
- Una pizca de sal del Himalaya
- Una pizca de canela

Preparación

Remojar la chía en el agua aromática de manzanilla y añadir el resto de los ingredientes en un recipiente. Servir sin remover (así luce muy bien), y remover antes de comer.

A este desayuno se le pueden añadir otras frutas y variarlo según los ingredientes que se tengan.

Almuerzo

Crema de montaña

Ingredientes

- 2 vasos de leche de anacardos (ver receta en el capítulo 10)
- ½ cebolla
- ½ calabacín
- 1 cabeza de ajo
- 1 pizca de romero fresco
- 3 hojas de salvia
- Sal del Himalaya

Preparación

Batir bien hasta que quede con una consistencia cremosa. Añadir un toque de presentación, quizá una ramilla de romero fresco. Se puede tomar frío, o levemente caliente sin que llegue a hervir.

Zanahorias con tofu o tempe

🧄 Ingredientes
- 200 g de tofu o tempe
- 3 zanahorias
- Pimentón dulce
- 6 ajos
- 15 semillas de cilantro
- Sal marina o del Himalaya
- Aceite de oliva

🧑‍🍳 Preparación
Rehogar las zanahorias y el tempe en un wok con poco aceite para que queden crujientes.

Sofreír las semillas de cilantro y los ajos en otra sartén y añadir el pimentón y la sal al aceite. Apartarlo. Verter la salsa sobre la zanahoria y el tofu o tempe.

Cena

Ensalada de rúcula y piñones con salsa de mostaza

(Tiempo de elaboración: 5 minutos)

🧄 Ingredientes
- Rúcula bien lavada
- Piñones tostados
- Para la salsa
- 4 cucharadas de aceite de oliva
- 1 cucharadita de mostaza
- 1 cucharadita de miel
- 1 cucharadita de vinagre de manzana
- ¼ de vaso de agua

🧑‍🍳 Preparación
Batir bien todos los ingredientes y añadir a la rúcula, junto con los piñones tostados. Acompañar con 2 de cucharadas de col fermentada a un lado del plato.

Desayunos

Es mejor desayunar veinte minutos después de beber agua pura al levantarse.

Jugo verde

Manzana, lechugas, espinacas, apio, jengibre y limón.

Se puede usar cualquier hoja verde disponible mezclada con alguna fruta y aderezada con jengibre, limón, pimienta cayena, cacao crudo o dátiles. Lo importante es que sean las hojas verdes las protagonistas del jugo o zumo.

Para preparar el zumo o jugo sencillamente llevarlas a la licuadora o al extractor de zumos. El extractor de zumos que mastica los alimentos, presionándolos para sacarles literalmente el jugo, es siempre la mejor alternativa para hacer zumos. Al no centrifugar las frutas y verduras conservan mejor sus propiedades vitales y por ello es preferible a las licuadoras o batidoras. En todo caso si no se dispone de extractor masticador puede utilizarse cualquier otro extractor, una licuadora o máquina apropiada.

Jugo alcalino

Toronja, apio, piña, alfalfa, brócoli con sus hojas.

Se prepara igual que el jugo verde mencionado arriba.

Pan tostado

Aun cuando el pan en general (y el pan blanco de trigo o de cualquier harina refinada en particular), no es uno de los alimentos que deberíamos consumir, si escoge comer pan debería usar un pan negro tipo alemán o de pan de centeno, lino, espelta, de trigo sarraceno, o de varios cereales, en cualquier caso siempre pan de harinas integrales completas. Hay muchos panes integrales falsos que se venden como tal pero son preparados con harina refinada, colorantes y salvado para darles la apariencia de integrales.

Todas las tostadas se pueden servir cortándolas en diagonal.

Tostada con rúcula y miel

Untar manteca de coco o aceite de coco, mantequilla de caca-
huete (maní) tostado y miel. Añadirle unas hojas verdes de rúcula o espinacas.

Tostada con manzana y canela

Untar manteca de coco y tahine o pasta de ajonjolí, colocar una
manzana cortada a láminas sobre la tostada, añadir un chorrito
de miel y canela espolvoreada.

Tostada con pepino y miso

Aceite de oliva, tahine o pasta de ajonjolí cruda, untar miso y
añadir pepino cortado a rodajas finas, sazonar con comino.

Tostada con tomate y orégano

Echar en la tostada aceite de oliva, cortar tomate a rodajas fini-
tas, sazonar con sal, orégano y gomasio.

Tostada a los dos pimientos

Echar en la tostada aceite de oliva, pasta de almendras cruda,
añadir pimiento rojo y amarillo troceado a tiras y colocarlo bo-
nito. Sazonar con gomasio.

Tostada blanco y negro

Untar en la tostada aceite de oliva, cortar nabo blanco en láminas finas y sazonar con cúrcuma y sal marina.

Bebidas calientes para el desayuno

Es aconsejable tomarse el té, bien sea de hierbas o verde, lo más natural posible y evitar los empaquetados en bolsitas.

Aun cuando el café no es uno de los alimentos recomendados, hay una forma más limpia y medicinal de tomarlo, añadiéndole 3 o 4 semillas de cardamomo al prepararlo. No solo le aporta un delicado sabor sino que además, y sobre todo, proteje el estómago y suaviza los efectos del café. Es mejor si se compra el café producido en un cultivo biológico.

El siguiente desayuno, más fuerte, se puede tomar después del agua y el jugo verde.

Brócoli escaldado con huevos al gusto o vegano

(Tiempo de preparación: 5 minutos)

Ingredientes (Para 2 personas)
- Una flor de brócoli del tamaño de una mano
- 2 a 4 huevos
- Sal de Himalaya o marina
- Aceite de oliva
- Salsa de soja sin trigo (tamari)

Preparación
Calentar medio vaso de agua en una sartén, echar el brócoli troceado en flores más pequeñas y tapar por 2 minutos. El brócoli se pondrá verde brillante y estará cocinado al punto justo de textura crujiente y conservando sus nutrientes. Apagar el fuego y si necesita que esté un poco más cocido, déjelo tapado un minuto más. Vigile que no se pase pues, con el vapor, el brócoli se cocinará muy rápido, perdiendo textura y nutrientes.

Sobre el agua que sobró de este proceso, una vez retirado el brócoli, se añaden unas gotas de aceite de oliva y se echan los 2 o 4 huevos que se cocinarán con la sustancia del agua del brócoli. Añadir unas gotas de aceite crudo a los huevos, una vez estén cocinados.

También se puede tomar sencillamente el brócoli sin agregar los huevos. Puede añadirle un poco de tofu al final de la cocción.

Aliñar el brócoli con unas gotas de aceite de oliva y salsa de soja.

Espinacas energéticas

(Tiempo de preparación: 3 minutos)

🍲 Preparación

Calentar medio vaso de agua en una sartén y en su punto de ebullición echar un manojo de espinacas frescas. Tapar y cocinar 1 minuto. Listo para servir

Añadir salsa de limón, unas gotas de aceite de sésamo, gomasio y pimienta cayena.

Servir con unas tostadas de pan crujiente, preferiblemente de arroz integral.

Batidos energéticos o smoothies

Fáciles y súper nutritivos. Se pueden tomar entre comidas o tomarlos también como una comida. Los batidos son una solución práctica y energética.

Se pueden elaborar con una batidora de vaso o de brazo. Las recetas son para 2 personas.

Batido para la acción

🧅 Ingredientes
- 1 aguacate
- 2 cucharaditas de cacao puro en polvo
- 2 cucharaditas de miel
- 1 punta de cucharita de cayena
- 1 pizca de sal
- 2 vasos de agua aromática de manzanilla, agua o leche de almendras (ver receta capítulo 10)

Dinámico

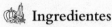 **Ingredientes**

- 2 bananas
- 8 hojas de espinacas
- 6 nueces
- Unas gotas de limón
- 1 cucharadita de miel, de sirope o estevia al gusto
- 2 vasos de agua aromática de manzanilla, agua o leche de almendras (ver receta capítulo 10)

Activador

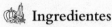 **Ingredientes**

- 1 toronja
- 1 ramita de menta
- 1 punta de cucharita de curry
- 1 pizca de sal del Himalaya o marina
- 2 vasos de agua aromática de manzanilla, agua o leche de almendras (ver receta capítulo 10)

Sueño dulce

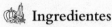 **Ingredientes**

- Dos vasos de leche de almendras (ver receta en el capítulo 10)
- Una pizca de canela
- Dos cucharadas de sirope, miel o stevia al gusto
- Media pera

Alegría de vivir

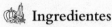 **Ingredientes**

- Dos vasos de leche de alpiste (ver receta en el capítulo 10)
- Tres dátiles
- Una pizca de anisete (bebida de anís) o anís
- Medio plátano
- Zumos alcalinos para cualquier hora

Vida viva

🌰 Ingredientes
- 3 zanahorias
- 1 pepino
- 1 flor de brócoli del tamaño de una mano
- 4 ramas de apio
- 1/2 limón
- 1 manzana
- 1 pizca de sal marina o Himalaya

Vamos arriba

🌰 Ingredientes
- 150 gramos de espinacas o 15 hojas
- 4 ramas de apio
- 1 pomelo
- 1 boniato rojo
- 1 pellizco de sal marina o Himalaya

Un alegre

🌰 Ingredientes
- 1 remolacha
- 4 zanahorias
- 1/2 limón
- Un trocito de jengibre de unos 2 x 2cm
- 2 manzanas
- 1 pizca de sal marina o Himalaya

Un intenso

🌰 Ingredientes
- 1 pimiento verde
- 2 pepinos

- 2 ramas de apio
- 2 ramas de perejil
- 4 hojas de lechuga
- ½ limón

Almuerzo

En el almuerzo es aconsejable tomar una comida equilibrada que contenga todas las necesidades nutricionales.

Empezaremos por los granos integrales, un aporte energético importante.

Preparación de granos. Al cocinar granos integrales recomiendo experimentar y descubrir lo que mejor le funciona a cada quien. Algunas personas prefieren los granos duros, otras los suaves. Una taza de granos integrales es suficiente para alimentar bien de 2 a 4 personas.

Paso a paso

1. Medir los granos por taza. Lavarlos bien y enjuagarlos en agua fría usando un colador fino. Opcional: Se puede incrementar su digestibilidad y eliminar el ácido fítico remojando los granos de una a ocho horas para suavizarlos. Escurrirlos y tirar el agua del remojo.
2. Agregarles a los granos la cantidad de agua recomendada en el Cuadro 13 y poner a fuego alto hasta hervir.
3. Puede añadir una pizca de sal de mar para ayudar en el proceso de cocción, con la excepción del kamut y el amaranto, en donde la sal interfiere con el tiempo de cocción.
4. Despues de ebullición, reducir la llama, cubrir y cocinar por el tiempo recomendado en el Cuadro 13, sin revolverlos durante el tiempo de cocción.

Es recomendable el consumo de amaranto, quínoa, mijo y trigo sarraceno. Son granos sin gluten, de fácil digestión y ricos en minerales, cada vez son más comunes por lo que hoy se

Cuadro 13. Tipos de granos y preparación

1 taza de grano	Agua (en tazas)	Tiempo de cocción (en minutos)	¿Contiene gluten?
Granos comunes			
Arroz integral	2	45-60	No
Granos de trigo entero	3	60	Sí
Avena integral	3	75-90	No, pero puede aparecer por contacto o contaminación cruzada
Cuscús	1	5	Sí
Granos alternativos			
Amaranto	3	30	No
Quínoa	2	15-20	No
Mijo	2	30	No
Trigo sarraceno (kasha)	2	20-30	No
Polenta	3	20	No
Arroz salvaje integral	4	60	No
Kamut	3	90	Sí
Cebada integral	2-3	90	Sí
Cebada perlada	2-3	60	Sí
Centeno	3	120	Sí
Bulgur	2	20	Sí
Cuscús	1	5	Sí
Espelta	3	120	Sí

consiguen en muchas tiendas naturistas y herbolarios, además de algunos supermercados.

Dado el relativo desconocimiento, es importante apuntar que estos granos recomendados son de los pocos que todavía no han sido manipulados genéticamente por las multinacionales que transforman mediante ingeniería genética las semillas.

Es difícil conseguir trigo, maíz o soya que no sea transgénica en el mercado convencional por eso es muy importante en estos granos tradicionales conseguirlos orgánicos, única forma de garantizar que no hayan sido manipulados.

Los granos requieren una masticación lenta; su correcta salivación es clave para que la digestión se haga de forma adecuada. Si, como se ha dicho, la digestión se inicia en la boca, en el caso de los granos este proceso es más relevante.

Todas las medidas de líquido y el tiempo de cocción del Cuadro 13 son aproximados. El tiempo de cocción depende del nivel de calor y de la altura sobre el nivel del mar. Es buena idea, en especial para los principiantes, levantar la tapa e ir revisando el nivel de agua desde la segunda mitad de la cocción hasta el final, asegurándose de que hay suficiente agua para que no se quemen los granos pero sin batirlos. Hay que probarlos para comprobar si ya están cocinados o si han empezado a quemarse.

Los granos cocinados se pueden guardar en el refrigerador y duran mucho tiempo. La gente muy ocupada puede cocinar una cantidad importante y solo calentar lo que se necesita durante la semana, añadiendo un poco de agua.

La textura de los granos puede cambiar si se hierve el agua antes de agregar el grano. Esto mantiene los granos separados y evita que se apelmacen. No ponga el kasha en agua fría porque no se cocinará de forma correcta. Si prefiere una consistencia más pastosa ponga el agua y los granos a hervir al mismo tiempo.

Opciones para aderezar los granos de forma simple. Para cocinarlos más sabrosos se puede añadir en crudo una extensa variedad de ingredientes y combinaciones. Esta forma le aporta más sabor a los granos.

Algunas posibilidades

- Cilantro troceado, cebolla picada muy fina, sal, aceite de oliva, salsa de soya.
- Tomate a cuadritos, pimiento verde, cebollita, aceitunas, aceite de oliva, hierbas aromáticas, sal marina o del Himalaya.
- Leche de coco, sal marina o del Himalaya, pimiento rojo y hierbabuena.

🍳 Sugerencias de preparación

Adicional a los ingredientes que se aportan al iniciar la cocción también se pueden agregar otros al finalizar para dar variendad a los platos.

Un minuto antes de retirar el grano del fuego se pueden añadir los ingredientes o las combinaciones que más le apetezcan. En el centro de la olla colocar pollo, pavo o solo verduras cubiertas por el grano, añadir el resto de los ingredientes.

Mantenga la olla tapada para que se termine de hacer con el fuego apagado durante unos minutos, de esta manera se escaldan en ese vapor del final de la cocción, así rompen la fibra de crudo sin llegar a estar cocinados, manteniendo su textura crujiente, su sabor y sus nutrientes.

Otra opción para agregar al final es verdurita variada cortada en julianas y espárragos, espinacas, ajitos, aceite de oliva, salsa de soya, limón (a esta versión se le puede añadir para quien lo desee pechuga de pollo y pavo de granja a ser posible).

Estas posibilidades las puede elaborar con cualquier tipo de grano entero de los anteriormente mencionados.

Lentejas rojas y amaranto

🧄 Ingredientes

- 4 vasos de agua
- 1 vaso de lentejas rojas
- 1 vaso de amaranto
- 1 trozo de unos 5 cm de alga kombu (opcional)

🍳 Preparación

Remojar las lentejas toda la noche.

Las algas en general, y en este caso la kombu, le añade minerales al agua en que se hierve el grano. Es opcional comerse el alga una vez cocinada pues ya dejó su esencia en el agua que fue absorbida por el grano.

Cuando hierva el agua, echar las lentejas y el amaranto y bajar a fuego lento durante 15 minutos.

Añadir (opcional) una cucharadita de miso, 6 cucharas de aceite de oliva, un chorrito de salsa de soja y una pizca de sal marina.

Mezclar bien y retocar de sal según el gusto.

Cremas y sopas

Crema de aroma verde

🥬 Ingredientes
- 2 vasos de leche de ajonjolí
- 2 cucharadas de aceite de oliva
- 1 pizca de sal del Himalaya
- 8 hojas de menta
- 10 hojas de espinaca o manojito de cilantro
- 1 punta de cucharita de comino
- 1 punta de cucharita de cúrcuma

🍳 Preparación

Batir bien hasta conseguir una consistencia cremosa. Servir adornando con una tira de pimiento rojo o unas semillas de sésamo negro.

Preparación de la leche de ajonjolí

Poner a remojar las semillas por dos horas, lavar bien para eliminar bacterias y que la semilla empiece a tomar vida. Añadir por 50 gramos de semillas un litro de agua. Batir bien y colar.

Sopa de fideos de arroz

Ingredientes
- 1 puerro o cebolla cortados muy finos a lo largo
- ½ calabacín cortado a lo largo con pelador de tomate
- 1 manojo de hojas verdes frescas (acelgas, espinacas u otras hojas verdes)
- 4 vasos de agua
- 4 cucharadas de aceite de oliva
- 75 g de fideos de arroz anchos
- Una pizca de sal marina o del Himalaya
- ¼ de litro de leche de coco
- Una pizca de pimienta cayena
- Una puntica de jengibre

Preparación
Sofreír el puerro sin dorarlo, añadir la leche de coco y cuando vaya a romper a hervir, añadir el calabacín, las hojas de espinacas enteras, la sal y dos vasos de agua. Cocinar aparte la pasta en el agua restante y añadir a la salsa.

Sopa Tom Ka

Ingredientes
- Una lata de leche de coco
- Un pimiento rojo
- Una rama de hierba limón o "lemongrass"
- Unas hojas de lima
- Un tomate rojo
- Sal al gusto
- Una cucharadita de curry rojo
- 3 vasos de agua (si se desea más espesa o más clara, modificar la cantidad de agua)

Preparación
Batir todos los ingredientes muy bien. Se puede tomar fría o calentándola sin que hierva. Servir añadiendo unos toques verdes.

Pueden ser judías verdes al vapor, unos guisantes o cualquier otra verdura verde.

Sopa de cilantro

Ingredientes
- Un manojo de cilantro fresco
- Una infusión de tomillo
- 2 dientes de ajos
- ½ limón
- 10 almendras remojadas
- 3 cucharadas de aceite de oliva
- 50 gramos de aceitunas negra

Preparación
Batir todos los ingredientes hasta conseguir la textura cremosa. Al servir la crema añadir un chorrito de kéfir para adornar y añadir un toque de probióticos. Es deliciosa y tiene propiedades antiparasitarias.

Sopa de miso y cebolla puerro

Ingredientes
- 1 cucharadita de miso
- 1 cebolla puerro cortada en rodajas muy finas
- 1 cucharada de jengibre fresco rallado o cortadito fino
- 2 cucharada de aceite de coco
- ½ limón
- Sal del Himalaya o marina

Preparación
Rehogar el puerro y el jengibre en el aceite de coco.

Añadir el agua y dejar hervir. Sacar un poco de esta agua en una taza y agregar el miso. Disolverlo bien y añadirlo a la sopa. Echar una pizca de sal y el limón exprimido.

Se le puede añadir aguacate cortado en cuadritos.

Platos fuertes

Lentejas caseras de siempre

🧅 Ingredientes

- 200 g de lentejas
- 2 zanahorias
- 1 cebolla
- 2 dientes de ajo
- 1 cucharada de tahine o pasta de ajonjolí
- 1 ramita de apio
- 1 nabo
- 1 tomate
- ¼ de col redonda
- 1 trozo de alga kombu
- 4 cucharadas de aceite de oliva
- 1 pizca de sal del Himalaya o marina

👨‍🍳 Preparación

Poner todos los ingredientes en la olla y dejarlos cocinando por 1 hora, a fuego lento.

Una vez cocinado se puede añadir sal del Himalaya o marina, 3 cucharadas del aceite de oliva, una cucharada de tahine o pasta de ajonjolí, y una cucharadita de miso (opcional). Remover un poco.

Guiso de garbanzos vegetariano

🧅 Ingredientes

- 3 dientes de ajo
- 100 gramos de almendras crudas
- 1 tomate maduro
- 1 cebolla grande
- 3 cucharadas de vinagre de manzana
- 3 cucharadas de aceite de oliva
- 1 pizca de sal del Himalaya o marina

🍳 Preparación

Poner los garbanzos a remojar desde la noche anterior. Enjuagarlos bien por la mañana.

Se rehogan la cebolla y el tomate. Se majan las almendras y los ajos con el vinagre de manzana en un mortero y se añaden al sofrito. Inmediatamente se le añade un litro de agua, cocinar a fuego medio los garbanzos por 20 minutos. Añadir la sal.

Frijoles o azukis con algas

🌾 Ingredientes

- 200 g de frijoles o azukis
- 25 g de alga wakame o hijiki
- 2 cebollas
- 4 cucharadas de aceite de coco
- 1 aguacate
- 1 limón
- Gomasio

🍳 Preparación

Dejar los frijoles en remojo toda la noche y enjuagarlos bien por la mañana. Rehidratar las algas hijiki o wakame por media hora. Enjuagarlas bien para que el sabor se suavice.

Rehogar las cebollas en el aceite de coco. Una vez estén acarameladas, añadir las algas. Echar en la olla los frijoles y un litro de agua. Hervir a fuego lento por una hora. Añadir la sal una vez terminado el guiso.

Poner el aguacate y el zumo de limón en cada plato al servir. Sazonar con gomasio.

Arroces

Risotto de setas

🌾 Ingredientes

- 150 g de arroz integral
- 300 g de setas variadas

- 1 puerro
- 2 hojas de laurel
- 3 clavos
- Sal y pimienta
- Se le puede añadir una pechuga de pollo

🎩 Preparación

Cortar las setas en trozos grandes o, si no son muy grandes, dejarlas enteras.

Cortar el puerro a láminas finas a lo largo y sofreír con las setas, el laurel y el clavo. Si le quiere poner la pechuga de pollo, sofríala con las setas. Añadir el arroz y que rehoge un poco en el sofrito, inmediatamente echar 300 ml de agua para cocinar el arroz. Bajar el fuego y vigilar si necesita un poco más de agua antes de apartarlo. Estará cocinado en unos 30 minutos.

Sazonar con sal y pimienta cuando se retire del fuego. Servir con hojas frescas de espinacas en ensalada.

Risotto de fresas y cebolla

🥬 Ingredientes

- ½ kilo de fresas
- 2 cebollas
- 150 g de arroz integral
- Sal marina o del Himalaya
- Vinagre de manzana

🎩 Preparación

Sofreír la cebolla en aceite de coco y cuando esté a medio hacer sumar las fresas limpias y cortadas por la mitad. Añadir sal y sofreír a fuego lento por 15 minutos. Adicionar medio litro de agua y un vaso de arroz y hervir a fuego lento. Añadir más agua si lo necesita. Debe quedar meloso.

Servir con un toque de mermelada de cebolla y col fermentada.

Pasta

Para cocinar la pasta se calienta agua hasta que rompa a hervir, se le echa un puñadito de sal y se sumerge la pasta. Dependiendo del tipo de pasta, tardará más o menos tiempo, pero en general unos 5 u 8 minutos. Como se sugiere al principio del capítulo, es mejor elegir pastas que no sean de trigo.

Pasta al pesto

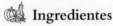 **Ingredientes**
- 100 gramos de pasta
- 1 manojo de albahaca
- 100 g de piñones, nueces del Brasil, o cualquier fruto seco
- 2 dientes de ajo
- Sal marina o del Himalaya
- Aceite de oliva, el que admita hasta cubrir la cantidad de pesto

Preparación
Batir todos los ingredientes y añadir sal al gusto.

Añadir el aceite de oliva sobre la mezcla una vez lo ponga en un frasco de cristal donde se puede guardar o simplemente mezclar.

El pesto se puede conservar bien 10 días en la nevera, almacenado en un bote hermético de cristal.

Añadir el pesto a la pasta que se ha cocinado. Es posible sazonar con levadura de cerveza para darle un toque similar al del queso maduro.

Pasta al hinojo con espinacas frescas

Ingredientes
- 1 hinojo del tamaño de la mano
- Un manojo de espinacas
- 5 ajos
- 1 puntica de cayena

- Sal marina o del Himalaya
- 4 cucharadas de aceite de oliva
- Ajonjolí negro o semillas de amapola

🍳 **Preparación**

Cortar el hinojo en tiras finas y rehogarlo con los ajos, añadir medio vaso de agua y dejar hervir a fuego lento por 10 minutos. Añadir las espinacas en hoja entera y cocinar durante un minuto. Apagar el fuego y añadir la cayena y la sal. Colocar la salsa sobre la pasta que haya cocinado. Espolvorear aderezo de levadura de cerveza y ajonjolí negro o semillas de amapola.

Pasta del mar

🧄 **Ingredientes**

- 10 gramos de alga wakame
- 150 gramos de tempe o tofu
- Algas nori en copos
- 1 tomate
- 2 cabezas de ajo
- ½ cebolla
- 10 aceitunas negras
- Una puntita de sal marina o del Himalaya

🍳 **Preparación**

Sofreír la cebolla, el tomate y los ajos y a media cocción añadir las algas wakame y el tofu o tempe. Cocinar por 10 minutos. Apagar el fuego y sazonar con sal. Mezclar el sofrito a la pasta y servir con unas gotas de aceite de oliva en crudo, olivas negras y copos de alga nori.

Pasta de bosque al atardecer

🧄 **Ingredientes**

- 1 remolacha
- 1 puerro

- ¼ de champiñones
- 50 g de piñones
- 1 ramita de romero
- 3 cucharadas aceite de oliva
- 50 g semillas de calabaza tostada

🍳 Preparación

Poner en una sartén medio vaso de agua y añadir la remolacha cortada en cuadraditos los champiñones enteros sin tronco, el puerro cortado a lo ancho en círculos y cocinar a fuego medio por 10 minutos. Añadir el romero en rama, los piñones, la sal y el aceite en crudo y dejar por un minuto al fuego. Retirar dejando que se termine de hacer con el vapor de la cocción por 3 minutos.

Mezclar con la pasta y coronar con las semillas de calabaza.

Formas de cocinar verdura, pollo, pescado o carne

Al vapor

Para crear un vapor que tenga su propia frecuencia y aporte sabor al vapor de agua, se le puede añadir el perfume que le apetezca. Se puede jugar con combinaciones como jengibre y ajo, laurel y clavo, o canela y cayena. Le añade un tono agradable y sabroso al agua. También lo puede hacer solo con agua.

Colocar el accesorio de cocinar al vapor sobre la olla y una vez el agua esté hirviendo poner la verdura, el pescado, o la carne sobre el accesorio para que se vaya cocinando. Estará listo entre 10 y 15 minutos, depende del grosor de los ingredientes.

Asado o a la plancha

Calentar una sartén que no se pegue. Cuando esté bien caliente poner la verdura, el pescado o la carne sobre la plancha sin aceite ni sal. Darle la vuelta cuando considere que está cocinado y servir añadiéndole un chorrito de aceite de oliva y sal marina o del Himalaya. Acompañar con ensalada.

Cocinar con wok

Cuando el wok esté caliente, saltear las verduras, carne, o pescado a fuego muy alto por un par de minutos sin parar de remover. Cocinar al wok da una textura muy crujiente y sabrosa a los ingredientes. Existen infinidad de posibilidades para sazonar las verduras al wok. Es una de las mejores formas de preparar alimentos sabrosos y con sus propiedades nutricionales casi intactas.

El secreto está en cortar los ingredientes en trozos uniformes y que se puedan llevar a la boca sin necesidad de cortarlos. Luego de saltearlos brevemente se pueden condimentar con aceite de sésamo, tamari, vinagre de arroz y chiles o pimienta cayena. El resultado es extraordinario.

Pechuga de pollo de granja o ternera a la plancha con salsa de almendras

Ingredientes
• Un trozo de carne como del tamaño de la mano
• 50g de almendras crudas
• Una pizca de comino
• 1 ajo
• Aceite de oliva

Preparación
Cocinar en la plancha o una sartén la ternera o el pollo como se dijo más arriba.

Majar las almendras crudas, el ajo, el comino y el aceite en un mortero y verterlo sobre la carne. Acompañar con ensalada de calabacín.

Verduras al vapor con mayonesa de coco

Una vez cocinadas las verduras al vapor, sazonar con hojitas de perejil, y servir con la mayonesa de coco y almendras (ver receta en la página 270) en un bol aparte.

Ensaladas

Las ensaladas deben ser las protagonistas de toda comida. Como hemos visto, son de lejos la comida que más nutrientes van a aportar. Además ayudan a comer menos de otros alimentos y por tanto a rebajar de peso y mantener una mejor salud.

Algunas combinaciones deliciosas:

Ensalada de calabacín, calabaza y zanahoria con aliño de aceite de oliva, vinagre de manzana, sal marina y hierbabuena.

Ensalada de hinojo, espinacas y avellanas con aliño de curry.

Ensalada de pepino, apio y nueces con yogur de cabra y aceite de oliva.

Ensalada de varias lechugas, brotes y piñones con aliño de pimiento rojo.

Ensalada de zanahoria rallada, remolacha y nabo con aliño de salvia.

Ensalada de rúcula, berros y pasas con vinagreta de mostaza.

Ensalada de 3 tomates: tomate fresco, tomates cherry y tomates secos con aliño de tofunesa.

Ensalada de guacamole y hojas de cilantro con limón y aceite de oliva.

Sobre las ensaladas se puede espolvorear cualquiera de los aderezos como gomasio, aderezo de semillas de calabaza y algas, o aderezo de levadura de cerveza.

Aliños para ensaladas, pastas, verduras y carnes

Aliño de pimiento rojo

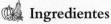 **Ingredientes**
- 1 pimentón rojo
- 8 nueces remojadas
- Una pizca de cúrcuma
- ½ limón
- Una pizca de comino
- ½ ajito

- 4 cucharadas de aceite de oliva
- 1 rodajita de jengibre y media cucharadita de miel

🍳 Preparación
Batir hasta conseguir una textura cremosa.

Guacamole

🎃 Ingredientes
- 2 aguacates
- ½ cebollita pequeña
- 1 tomate
- ½ chile verde
- 1 chorrito de limón

🍳 Preparación
Cortar el aguacate y el tomate en dados y la cebollita cortarla muy pequeña y fina. El chile cortarlo muy pequeño y añadir según el gusto. Poner todo en un bol, remover bien, sazonar con limón y sal. Servir añadiéndole unas semillas de ajonjolí negro o de amapola.

Aliño de curry

🎃 Ingredientes
- 3 cucharadas de aceite de coco
- Media cucharadita de curry
- 1 toronja en jugo
- Una rodajita de jengibre fresco
- Una pizca de sal marina o del Himalaya
- Media cucharadita de miel

🍳 Preparación
Batir hasta conseguir una textura cremosa.

Aliño de salvia

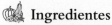 Ingredientes

- 8 hojitas de salvia
- 3 cucharadas de aceite de coco
- 1 cucharada de tahine
- 1 cucharada de salsa de soya
- 1/5 de vaso de agua
- Una pizca de sal marina o del Himalaya
- 1 ajito pequeño

🍳 Preparación

Batir hasta conseguir una textura cremosa

Aliño de tofunesa

Ingredientes

- 100 gramos de tofu
- ½ tomate fresco
- 4 tomatitos secos
- 3 cucharadas de aceite de oliva
- 10 hojas de yerbabuena
- ½ ajo sin corazón
- Una pizca de sal marina o del Himalaya

🍳 Preparación

Batir hasta conseguir una textura cremosa.

Vinagreta de mostaza

Ingredientes

- ½ zanahoria rallada
- 1 cucharadita de mostaza
- 2 cucharadas de aceite de oliva o lino
- 4 cucharadas de agua
- Una puntita de miel

- Una puntita de pimienta negra
- Una puntita de sal marina o del Himalaya

🍳 Preparación
Batir bien hasta conseguir una consistencia cremosa.

Mayonesa de piñones o nueces de brasil

🌾 Ingredientes
- 100 g de piñones o nueces de Brasil
- 6 cucharadas aceite de oliva
- 1 pizca de sal del Himalaya o marina
- Un chorrito de vinagre de manzana

🍳 Preparación
Batir bien hasta conseguir una consistencia cremosa.

Mayonesa de coco y almendras

🌾 Ingredientes
- La carne de 1 coco fresco
- 100 gramos de almendras
- 1 cucharadita de miel
- ½ naranja exprimida
- 1 pizca de sal del Himalaya o marina
- 3 cucharadas de aceite de coco
- 1 ramita de yerbabuena

🍳 Preparación
Batir bien hasta conseguir una consistencia cremosa.

Aderezos básicos y sabrosos
Gomasio
🌾 Ingredientes
- 150 g de semillas de ajonjolí crudas
- 1 cucharada sopera de sal marina

🎩 Preparación

Tostar semillas de ajonjolí a fuego lento, añadir sal marina y moler en mortero o con la batidora. Las semillas de ajonjolí también pueden ser deshidratadas en lugar de tostadas para obtener un gomasio 100% crudo.

Aderezo de semillas de calabaza y algas

🌾 Ingredientes

- 150 gramos de semillas de calabaza
- 15 gramos de algas wakame o nori
- Sal marina al gusto
- Un pellizco de comino
- Una pizca de cayena (opcional)

🎩 Preparación

Remojar las semillas de calabaza por dos horas, una vez escurridas, pasarlas por una sartén a fuego lento para tostarlas ligeramente.

Moler todos los ingredientes con una batidora, un procesador de alimentos o un mortero.

Aderezo de levadura de cerveza y cúrcuma

🌾 Ingredientes

- 200 gramos de levadura
- 10 gramos de cúrcuma
- 1 cucharadita de sal marina
- 100 g de semillas de sésamo tostado
- 100 g de semillas de amapola (opcional)

🎩 Preparación

Moler todos los ingredientes en una batidora, mortero o procesador de alimentos.

CAPÍTULO 10

ALIMENTACIÓN DEPURATIVA
Y RECETAS PRÁCTICAS

Esta sección de recetas depurativas es una amable colaboración de mis queridos profesores y amigos David O'Reilly y Gabriela Hernández, fundadores de "Vida en tu Comida", una empresa educativa dedicada a la promoción del crudiveganismo.

David y Gabriela han sido entusiastas precursores de la comida crudivegana en el mundo de habla hispana. Han logrado transmitir, de manera sencilla en sus seminarios y cursos a través de Internet, toda su valiosa experiencia a sus alumnos de muchas partes del mundo cuya lengua materna es el español.

Recomiendo a toda persona que quiera avanzar en la comida sana que haga los cursos de David y Gabriela, ya sea de manera presencial o a traves de Internet en la página www.vidaentucomida.com.

Asimismo Gabriela, recogiendo su experiencia como madre, ha creado de manera generosa un nuevo sitio en la red, www.amoryapio.com, donde comparte sus experiencias acerca de la alimentación para las nuevas madres y sus bebés.

La comida depurativa crudivegana está basada en alimentos vegetales crudos al 100%. Se eliminan todos los productos de origen animal y la cocción con calor para mantener los alimentos en su estado original. Sorprenderá ver las delicias que se pueden lograr con los alimentos sin someterlos al fogón.

La cantidad de posibilidades es innumerable con las técnicas de la comida cruda, conocida en el mundo por su nombre ingles, *raw food*. Es una escuela de alimentación con cada vez más adeptos en el mundo.

No pretendo, ni mucho menos, que se vuelvan crudívoros, ni vegetarianos, pero sí que incorporen una parte importante de cada comida cruda al día. (de manera ideal al menos un 50%).

Las recetas que siguen darán una muy buena idea del abanico de posibilidades que existen en la comida sin fogones. A partir de allí no existen límites en la creatividad para cocinar. He tenido la suerte de visitar restaurantes de comida cruda en varios países del mundo y puedo decir que cada uno de ellos me ha sorprendido por su creatividad, al incorporar ingredientes locales con resultados fuera de serie.

Siete días depurativos con comida crudivegana

Las siguientes recetas para el día a día son de preparación sencilla y práctica. Son deliciosos platillos y bebidas que no requieren, para su elaboración, experiencia con la cocina cruda ni máquinas especiales. Hacer estos siete días de comida cruda es una forma de introducirte a la cocina sin fogones y experimentar los maravillosos beneficios depurativos de la comida cruda.

Los alimentos de esta semana depurativa se dividen en cuatro comidas: batido verde o zumo, desayuno, almuerzo y cena.

El orden y secuencia de las recetas sugeridas se pueden intercambiar según los ingredientes que se tengan en casa y el tiempo disponible. Esto se aplica en particular al desayuno y los batidos. Por ejemplo, aunque recomendamos empezar el día con un batido verde o un zumo, si le viene mejor desayunar y tomar el batido a media máñana, que así sea.

Para completar un plan depurativo de siete días se debe tener en cuenta el tiempo disponible, planear las comidas con antelación con todos los ingredientes y sobre todo tener flexibilidad y disfrutar del proceso.

Esta es una depuración suave que busca encontrar la sensación de llenura. Si se tiene hambre en la tarde, a la hora de la merienda o a cualquier otra hora del día, lo ideal es tomar un batido verde o alguna pieza de fruta o frutos secos.

Una depuración es un regalo para el cuerpo. Los primeros tres días suelen ser los más difíciles pero al cuarto día se notará una mayor vitalidad, energía y claridad mental.

Los ingredientes de las recetas son apenas una propuesta que se puede sustituir. Por ejemplo, si no se encuentra acelga para un batido verde, sustituirla por espinacas estará muy bien. Si no hay piñones se pueden cambiar por otro fruto seco con una textura y color similares, como almendras peladas o anacardos.

Algunos ingredientes se consiguen solo en las tiendas naturistas, mercados ecológicos especializados o en algunas secciones de los supermercados tradicionales dedicadas a la comida orgánica o étnica pero bien vale la pena el esfuerzo de buscarlos. En general, el mundo avanza hacía una disponibilidad de estos productos cada vez mayor.

En las recetas dulces se pueden sustituir los edulcorantes mencionados entre sí, por ejemplo, higos en vez de dátiles, sirope de agave en vez de miel, etcétera. En todos los casos los edulcorantes pueden ser prescindibles. Es importante reiterar que siempre la mejor elección es no usar ninguna clase de edulcorante y en todo caso usarlos en la menor cantidad posible.

Recuerde ajustar la sal y los condimentos para cada receta de manera que se pueda disfrutar cada comida.

Abreviaciones
T. = Taza (250 ml).
C. = Cucharada (15 ml).
c. de = cucharadita (5 ml).

Día I

Batido verde de plátano, pera y acelgas

🧄 Ingredientes (para dos personas)

- 2 plátanos
- 2 peras
- 4 hojas de acelga
- 2 T. (500 ml) de agua

🍶 Preparación

Poner todos los ingredientes en la batidora y batir. Probar y añadir más agua según la textura deseada. Se pueden añadir tres dátiles u otro plátano para que sea más dulce.

Desayuno

Delicia de mango y cáñamo

Este desayuno aporta la energía necesaria para comenzar el día gracias a los hidratos de carbono de la fruta así como los ácidos grasos y proteína que provienen de las semillas de cáñamo.

Es una buena alternativa a los cereales pues es un desayuno saciante. Para la elaboración de la "leche de cáñamo" se pueden usar tanto semillas de cáñamo peladas como las semillas sin pelar (llamadas cañamón). Aunque es posible preparar leche con cualquier otro fruto seco, recomiendo probar el cáñamo pues es un superalimento gracias a su alto contenido en ácidos grasos, aminoácidos esenciales (33% proteína) así como hierro, magnesio, manganeso, fósforo, potasio, azufre, vitaminas B1, B2, B6, vitamina E, clorofila y ácido gamma linoleico. Una alternativa a la leche de cáñamo es hacer leche de alpiste.

🧄 Ingredientes (para dos personas)

- 1 mango
- ½ T. semillas de cáñamo (con cáscara) - Si se utiliza cáñamo pelado: ½ T. de semillas por 2 T. de agua.
- 1,5 T. de agua

🎩 Preparación

Si las semillas de cáñamo tienen cáscara, dejarlas en remojo una noche. Descartar el agua de remojo y poner en la batidora. Si se usan semillas peladas se emplean sin remojar. Añadir el agua a la batidora. Triturar. Si se utilizan semillas con cáscara, colar la leche con un paño o colador. No hace falta colar la leche de las semillas sin cáscara.

Cortar la pulpa del mango en dados y colocar en un bol.

Verter la leche de cáñamo encima y disfrutar inmediatamente.

Almuerzo

Espaguetis de calabacín

🥗 Ingredientes (para 4 personas)

- 3 calabacines medianos
- 2 tomates maduros
- ¼ T. de tomates secos
- 3 C. de albahaca fresca o 2 c. de albahaca seca
- 1 c. de zumo de limón
- 1 dátil
- 1 c. de jengibre fresco pelado
- ¼ c. de sal
- 1 pimiento amarillo picado en trozos pequeños
- 2 C. de alcaparras
- 3 C. de paté de aceitunas negras (aceitunas trituradas)
- ½ T. de nueces troceadas
- 2 c. de aceite de oliva
- Pimienta negra al gusto
- 2 c. de salvia

🎩 Preparación

Espiralizar los calabacines con un espiralizador de verduras. Si no se dispone de este instrumento, se pueden hacer tiras largas y finas con un pelador de verduras, como si fuera un espagueti. Otra posibilidad es usar un rallador y rallar los calabacines.

En la licuadora se trituran los tomates, secos y maduros, la albahaca, el dátil y el jengibre y se le agregan el zumo de limón y la sal. Los demás ingredientes se echan en un bol y se mezclan junto con el batido y los calabacines. Ajustar de sal y disfrutar inmediatamente.

Cena

Sopa de pimiento amarillo

Ingredientes (para 4 personas)
- 450 g de pimiento amarillo
- 200 g de manzana
- 250 g de tomate
- ½ diente de ajo
- Zumo de ½ limón
- ½ c. de sal
- 1 C. de aceite de oliva
- Una pizca de curry

Preparación
En una batidora o robot de cocina, triturar todo menos el aceite de oliva hasta obtener una textura homogénea sin trozos. Añadir el aceite para emulsionar y triturar brevemente hasta que se integre.

Ensalada de rúcula y tomate cherry

Ingredientes (para 4 personas)
- 4 T. de rúcula (4 puñados grandes)
- 200 g de tomate cherry, cortados a la mitad
- 3 C. de piñones (30 g)
- 1 aguacate (opcional)

Para el aderezo agridulce
- ¼ T. (80ml) aceite oliva
- 2 C. (30 ml) de vinagre balsámico

- 2 C. (30 ml) de miel o sirope de arce/agave
- 2 C. de salsa Tamari o salsa de soja

🎩 Preparación

Mezclar en un recipiente los ingredientes del aderezo con ayuda de un tenedor.

Colocar la rúcula, tomates y piñones en un bol. Añadir el aderezo y mezclar bien. Decorar con el aguacate cortado en láminas.

Día 2

Desayuno y media mañana

Zumo de remolacha, zanahoria y manzana

🥬 Ingredientes (para 2 personas)
- 1 remolacha
- 4 zanahorias
- 2 manzanas
- 1 cm de jengibre fresco

👨‍🍳 Preparación
Lavar y cortar los ingredientes en trozos pequeños para pasar por el extractor de zumos, extraer y disfrutar de inmediato.

Trigo sarraceno (alforfón) y fruta

🥬 Ingredientes (para 4 personas)
- ½ T. de trigo sarraceno
- 5 uvas
- 4 dátiles
- 1 plátano
- 1 mango
- 3 C. de pasas
- ½ c. de canela
- 1 C. de miel u otro edulcorante líquido como sirope de arce/agave (opcional)

👨‍🍳 Preparación
Dejar el trigo sarraceno en remojo entre dos y ocho horas. Escurrir y descartar el agua del remojo, enjuagar dos veces y dejar escurriendo el trigo sarraceno en un colador. Cortar las uvas, el mango, el plátano y los dátiles en trocitos. Mezclar en un bol con el trigo sarraceno escurrido y añadir la canela y edulcorante.

Se conserva 2 días en la nevera.

Almuerzo

Rollitos primavera

🦐 Ingredientes (para 2 personas)
- 4 hojas de lechuga romana
- 1 aguacate laminado
- 1 zanahoria cortada en tiritas finas
- ¼ pimiento rojo cortado en tiritas finas
- ¼ pepino cortado en tiritas finas
- 1 c. de cilantro picado finamente (opcional)
- 1 puñado de germinados (opcional)
- 2 C. de arroz de coliflor (opcional. Ver receta de rollitos maki con arroz de coliflor)

🍳 Preparación
Poner las hojas de lechuga romana en una superficie plana. Esparcir el aguacate en medio de la hoja de lechuga y poner los demás ingredientes en el centro formando una fila. Doblar los dos extremos de la lechuga hacia el centro y doblar el tallo de la lechuga hacia arriba para cerrar.

Al servir, aliñar con salsa de soja o tamari y zumo de limón.

Paté de remolacha

🦐 Ingredientes (para 4 personas)
- 150 g de pipas o semillas de girasol, remojadas mínimo dos horas
- 2 remolachas medianas, peladas
- Zumo de 1 limón
- 3 C. de tamari o salsa de soja
- 1 c. de comino en polvo
- 1 diente de ajo

🍳 Preparación
Triturar todos los ingredientes en el procesador de alimentos o batidora. Probar y añadir más tamari y limón al gusto. Servir

con crackers crudiveganas (galletas preparadas con semillas y especias) de ser posible o sobre hojas de endivia.

Se conserva hasta 3 días en la nevera.

Cena

Sopa de miso

Este no es un platillo 100% crudo pero se incluye en los siete días depurativos por su aporte en probióticos y como recurso para personas que necesiten tomar algo caliente por la noche.

Ingredientes
• 2 zanahorias ralladas
• 1-2 c. de jengibre fresco picado finamente o 2 dientes de ajo picados finamente
• ¼ cebolla picada finamente
• 2 -3 C. de miso (sin pasteurizar)
• 1 nabo laminado finamente
• 1 trozo grande de alga kombu
• 1 puñado de algas nori, wakame o dulce
• 2 c. de salsa soja o tamari
• 1 litro de agua
• Zumo de 1 limón

Preparación
Poner la cebolla, el jengibre, el nabo y el alga kombu en una olla con el agua. Si los trozos de kombu son grandes, cortarlos antes de poner en la olla. Tapar, llevar a ebullición y dejar a fuego lento de 5 a 10 min., aproximadamente. Apagar el fuego. Añadir el miso removiendo hasta que se deshaga totalmente, probar y añadir salsa de soja al gusto. Añadir la zanahoria rallada, el zumo de limón y las algas.

Rollitos de maki con arroz de coliflor

Para el arroz

Ingredientes (para cuatro personas)
- ½ cabeza de coliflor o 500 g de chirivía pelada
- 1 C. de aceite oliva
- 1 c. de vinagre de umeboshi o vinagre de arroz
- 1 C. de sirope agave o miel
- ½ c. de sal de mar
- ½ c. de comino en polvo
- 1 C. de semillas de sésamo negro (opcional)

Preparación
Triturar la coliflor o chirivía en un procesador de alimentos Hay que tener cuidado de no triturar en exceso, para que quede como granos de cuscús y no como un puré. Poner en un bol y aliñar con el resto de los ingredientes mezclando muy bien.

Para los rollitos maki

Ingredientes
- 4 hojas de alga nori
- Arroz de coliflor
- 1 aguacate maduro, cortado en tiras largas
- 1 zanahoria (o pimiento rojo), cortada en tiras largas y finas
- 1 pepino (o espárragos), cortado en tiras largas
- 1 puñado pequeño de espinacas o rúcula
- Germinados de alfalfa
- Encurtidos de jengibre (opcional)
- Wasabi (opcional)
- Para el aliño
- ¼ T. tamari o salsa de soja (60 ml). (Siempre que sea posible debe preferirse el tamari a la salsa de soja, ya que el primero es libre de gluten).
- Zumo de medio limón
- Zumo de media naranja pequeña
- 1 C. de agua

🏳 Preparación

Extender la esterilla de madera para makis y cubrir con film adherente. Colocar una hoja de alga nori en la parte central de la esterilla con la cara más brillante de la lámina hacia abajo. Las láminas de nori suelen tener unas delgadas líneas marcadas que deben quedar perpendiculares a quien las prepara.

Esparcir el arroz de coliflor de manera uniforme sobre la hoja de nori creando una capa de medio a un centímetro de espesor, aproximadamente. Hay que dejar 2 cm del borde superior de la lámina sin arroz para poder cerrar el rollo con más facilidad.

Poner una línea de las tiras de verduras a lo largo de la hoja nori a unos 2 o 3 cm del borde inferior de la hoja. Poner algunas hojas de espinacas o rúcula encima de las tiritas de verduras y después algunos germinados. Para efectos decorativos se puede dejar que la parte brotada de los germinados y algunas tiras de verduras queden salidas de cada lado del rollo.

Tomar la parte inferior de la esterilla y envolver la hoja nori con cuidado creando un rollito. Para que quede más compacto, hay que ir presionando con suavidad todo lo largo de la esterilla mientras se va enrollando.

Cuando se tenga el rollo, sellar la tira de hoja de nori restante poniendo un poco de agua a lo largo de la lámina y presionando suavemente el rollo. Para cortar el rollo es necesario usar un cuchillo afilado y mojar el cuchillo en agua antes de realizar cada corte. Para realizar los cortes usar como guía las líneas que tiene la hoja. Cada rollo debería dar entre 6 y 8 rollitos.

Repetir el proceso con las 3 hojas nori.

Acompañar con los encurtidos de jengibre y wasabi para un auténtico sabor japonés.

Día 3

Desayuno y media mañana

Batido verde de piña y naranja

🌾 Ingredientes (para 1 litro)
- 2 naranjas de mesa o 4 naranjas de zumo
- Media piña
- 4 dátiles
- 1 puñado grande de espinacas
- ¼ manojo de perejil
- 2 T. de agua (500 ml)

🍳 Preparación
Pelar las naranjas y retirar las pepas. Pelar la piña y descartar el centro. Cortar las naranjas y la piña en trozos y meterlas en la batidora. Añadir los dátiles, las espinacas, el perejil y el agua.

Compota de coco y gojis

🌾 Ingredientes (para 2 personas)
- 1 plátano
- 6 dátiles
- ¼ T. de coco desecado
- 2 C. de bayas de goji
- 1 C. de psyllium husk (plantago ovata) o semillas de chía
- Agua

🍳 Preparación
Colocar todos los ingredientes en la batidora y añadir agua hasta cubrir las aspas. Triturar hasta obtener una consistencia homogénea.

Almuerzo

*Lasaña con queso vegano a las finas hierbas,
salsa de tomate seco y pesto de piñones*

Para la pasta

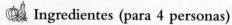 **Ingredientes (para 4 personas)**

- 1 calabacín grande y gordo (o 2 medianos)
- 3 C. de aceite oliva
- 1 pizca de sal
- Pimienta negra

Preparación

Cortar el calabacín en trozos de 8 cm de largo. Con ayuda de una mandolina, cortar el calabacín en láminas muy finas. Poner las láminas en un bol, mezclar con el resto de los ingredientes y dejar marinando mientras se elabora el relleno.

El relleno lleva cuatro componentes: el queso a las finas hierbas, el pesto de piñones, la salsa de tomate seco y tomate fresco cortado en rebanadas finas.

Para el queso a las finas hierbas

Ingredientes

- 1 T. de almendras peladas, remojadas mínimo tres horas
- 2 c. de hierbas provenzales
- 1 C. de aceite oliva
- ½ c. de sal
- 2 c. de zumo de limón
- 6 C. de agua
- 1 c. de levadura de cerveza (opcional, da un sabor más fuerte a queso)

Preparación

Escurrir y enjuagar las almendras. Colocar todos los ingredientes en la batidora o robot de cocina y triturar muy bien hasta obtener una mezcla homogénea y cremosa.

Para el pesto de piñones

🖌 Ingredientes
- ½ manojo de albahaca fresca (aprox. 1 T. de hojas de albahaca fresca)
- ½ T. de piñones
- 3 C. de aceite oliva
- ½ diente de ajo
- ¼ c. de sal
- Pimienta negra

🍳 Preparación
Triturar todos los ingredientes en un robot de cocina o batidora dejando algunos trocitos pequeños de piñones.

Para la salsa de tomate seco

🖌 Ingredientes
- 2 tomates maduros
- ¼ T. de tomate seco
- ¼ pimiento rojo mediano (sin semillas)
- 1 C. de cebolla picada (aprox. 1/8 de una cebolla mediana)
- ½ c. de jengibre fresco
- 1 C. de orégano seco
- 1 C. de aceite oliva
- 1 dátil
- ¼ a ½ c. de sal (al gusto)

🍳 Preparación
Colocar todos los ingredientes en la batidora y batir hasta obtener una consistencia homogénea.

🍳 Preparación de la lasaña
Poner tres láminas de calabacín lado a lado en un plato. Esparcir una capa de salsa de tomate encima. Esparcir una capa muy fina del queso encima de la salsa y arriba de este un poco del pesto. Poner una capa del tomate fresco cortado en rebanadas. Poner tres láminas más de calabacín encima y repetir el proceso

dos veces más: salsa, queso, pesto, tomate y más rebanadas de calabacín.

Servir con una ensalada y consumir inmediatamente.

Cena

Sopa de espinacas

🍴 **Ingredientes (para 4 personas)**
- 2 T. de espinacas
- 2 T. de agua caliente (500 ml)
- 2 aguacates medianos
- 1 manojo pequeño de pasas
- 1 c. de comino
- 1 c. de sal

👨‍🍳 **Preparación**
Poner todos los ingredientes en la batidora, añadiendo el agua caliente al final. Batir hasta obtener una consistencia homogénea sin trozos.

Queso de macadamias

Este queso es un ejemplo de las recetas sencillas de quesos crudiveganos que tiene una presentación final impresionante. Para ver su elaboración en video, visitar www.vidaentucomida.com.

🍴 **Ingredientes**
- 1 ½ T. de macadamias (200g), previamente remojadas (mínimo 6 horas)
- Zumo de medio limón
- ½ C. de romero molido
- 3 C. de (45 ml) aceite oliva
- 1 diente ajo
- ¾ c. de sal de mar
- 2 c. de levadura de cerveza (opcional)

🍳 Preparación

Poner todos los ingredientes en un robot de cocina o batidora y triturar muy bien hasta que estén integrados. Sacar la mezcla y moldear creando un anillo.

Rociar romero seco por fuera del queso, en la parte de encima y a los lados.

Meter a la nevera durante mínimo una hora para que endurezca.

Se conserva hasta diez días en la nevera.

Comer en barquillos de endivias o lechuga romana y decorar con germinados de alfalfa.

Variación: Para hacer un queso untable puede añadir más agua, aceite o zumo de limón.

Día 4

Desayuno y media mañana

Zumo verde de pepino y zanahoria

Ingredientes (para 2 personas)
- 4 zanahorias
- 2 manzanas
- 2 pepinos medianos
- 1 cm jengibre fresco (opcional)

Preparación
Lavar y cortar los ingredientes en trozos suficientemente pequeños para pasar por el extractor de zumos. Disfrutar de inmediato.

Papaya y leche de almendras

Ingredientes (para 2 personas)
- 1 T. de almendras, remojadas (mín. 2 horas)
- 3 T. de agua
- 6 dátiles
- ½ c. de canela
- 2 T. papaya madura, cortada en dados

Preparación
Escurrir las almendras descartando el agua de remojo y enjuagarlas un par de veces. Poner en la batidora junto con el agua y batir. Colar la leche de almendras con ayuda de una tela porosa, paño o un colador. Verter la leche ya colada en la batidora otra vez y batir con los dátiles y la canela. Servir la papaya en recipientes y verter la leche encima. La leche sobrante se conserva dos días en la nevera.

Almuerzo

Paté de almendras

✿ Ingredientes (para 4 personas)
• 2 T. de almendras, remojadas de 2 a 8 horas
• 3 C. de jengibre fresco
• ½ T. de cebolletas
• 2 dátiles
• 1 diente de ajo
• ¼ T. de salsa tamari o salsa de soja
• Agua

☐ Preparación
Escurrir las almendras descartando el agua de remojo y enjuagarlas un par de veces. Batir las almendras con el resto de los ingredientes hasta obtener una consistencia cremosa. Añadir agua adicional si se necesita para batir.

Ensalada de pepinos al curry y eneldo

✿ Ingredientes (para 4 personas)
• 4 pepinos
• Zumo de un limón
• Eneldo fresco o 1 c. de eneldo seco
• 1 manojo de cilantro fresco
• 3 cucharaditas de curry en polvo
• 1 c. de sal
• 3 c. de miel
· 1⁄3 T. de aceite de oliva
· 1⁄3 T. de coco rallado o en láminas
• 1 T. de semillas de girasol (previamente remojadas)

☐ Preparación
Cortar los pepinos en rodajas delgadas, picar el cilantro y el eneldo (si es fresco) y mezclar en un bol. Añadir el resto de los ingredientes y mezclar bien.

Cena

Paté mexicano

🌽 **Ingredientes (para 4 personas)**
- 2 T. de semillas de girasol, remojadas de 2 a 8 horas
- ½ T. de tomates secos
- 2 C. de miso
- ½ C. de chile en polvo (o al gusto)
- ½ C. de pimentón dulce
- ½ C. de comino en polvo
- ½ cebolla mediana
- 1 C. de vinagre de manzana
- 1 diente de ajo
- 1 dátil
- 2 c. de orégano seco
- Sal
- Agua

👨‍🍳 **Preparación**

Escurrir y enjuagar las semillas. Triturar todos los ingredientes hasta que el paté quede algo cremoso pero con pequeños tropezones. Añadir agua si se necesita para batir mejor.

Para los champiñones rellenos

🌽 **Ingredientes**
- 8 champiñones grandes
- Paté mexicano
- 3 C. de semillas de girasol
- Cilantro fresco

👨‍🍳 **Preparación**

Quitar el tallo de los champiñones y lavar bien. Con ayuda de una cuchara, colocar la mezcla del paté dentro de cada champiñón formando una montañita. Decorar con semillas de girasol y algunas hojas de cilantro fresco.

Guacamole

Ingredientes (para 4 personas)
- 3 aguacates maduros
- 3 tomates medianos, cortados en dados
- ½ cebolla, cortada en dados muy pequeños
- 2 C. de cilantro fresco, picado muy fino
- 3 C. de zumo de lima (limón verde)
- 1 o 2 c. de salsa tamari o sal al gusto
- ¼ c. de chile en polvo o una pizca de pimienta de cayena

Preparación
Poner todos los ingredientes en un bol y aplastar con un tenedor hasta integrarlos. Servir en endivias u hojas de lechuga romana. Disfrutar inmediatamente.

Día 5

Desayuno y media mañana

Batido verde de manzana y pera

🧅 **Ingredientes (rinde 1,5 litros, aprox.)**
- 1 manzana
- 3 peras
- 2 orejones (albaricoques secos)
- ½ c. de canela
- 5 hojas de lechuga
- Perejil o hierbabuena fresca
- 2 T. de agua (500 ml)

🎩 **Preparación**
Cortar las peras y las manzanas en cuartos (si se tiene una batidora potente no es necesario eliminar los centros ni las semillitas). Poner el agua dentro de la batidora seguida de la fruta y batir. Añadir las hojas verdes y el resto de los ingredientes y batir nuevamente. Si se elige el perejil, el batido tendrá un toque "salado" y si se elige la menta o hierbabuena fresca, será más dulzón.

Yogur natural vegano con salsa de mango

La suavidad y cremosidad de este yogur se debe al remojo de los anacardos durante ocho horas y el toque de limón recuerda mucho al sabor ácido de los yogures naturales.
Esta receta se puede elaborar con o sin probióticos. Al usar probióticos el yogur tendrá un sabor y textura más similar al yogur convencional.

Para el yogur natural

🧅 **Ingredientes (para 2 personas)**
- 1 T. de anacardos (remojados mín. 4 horas)

- ½ T. de agua
- 1 C. de zumo limón
- 1 pizca de sal
- ¼ vaina vainilla o ⅛ c. de vainilla en polvo
- ½ c. de probióticos o el contenido de 2 cápsulas de probióticos abiertas (opcional)

Preparación

Descartar el agua de remojo y enjuagar los anacardos. Poner todos los ingredientes en la batidora y batir. El yogur se puede tomar así pero si se han añadido los probióticos y se desea un sabor más parecido al yogur lácteo, puede verter la mezcla en un bol o frasco de cristal y cubrir con un paño. Dejar fermentar en un lugar cálido entre 12 y 24 horas o hasta que el yogur sepa semi-agrio.

Servir con trocitos de fruta, una salsa de mango o con cereales.

Se conserva en la nevera aproximadamente tres días en un recipiente hermético. El yogur estará más agrio con el pasar de los días en la nevera, debido al normal proceso de fermentación.

Para la salsa de mango:

Ingredientes

- 1 mango
- Canela en polvo

Preparación

Cortar el mango y sacar la carne. Triturar el mango en la batidora hasta obtener la consistencia de una salsa espesa. Añadir algún edulcorante al gusto, aunque si el mango está muy maduro no será necesario.

Preparación del yogur

Colocar una capa gruesa de la salsa de mango en un vaso pequeño y transparente. Esparcir una capa del yogur encima. Poner otra capa de la salsa de mango encima. Acabar con otra capa de yogur.

Seguir hasta que sobresalga la última capa de yogur del vaso.

Decorar con trocitos muy pequeños de mango en el medio y rociarlo con canela.

Se conserva dos días en la nevera.

Almuerzo

Ensalada de remolacha y manzana

Ingredientes (para 2 personas)
- 2 remolachas medianas
- 1 C. de aceite oliva
- 2-3 c. de salsa soja o tamari
- 1 c. de sirope de agave
- Zumo de 1 limón
- 1 manzana grande
- ¼ T. de nueces

Preparación
Rallar las remolachas y la manzana y poner en un bol. Añadir el resto de los ingredientes y mezclar muy bien. Dejar marinando 15 minutos, poner en un aro en un plato, compactar ligeramente, quitar el aro y decorar con nueces troceadas.

Tomates al orégano

Ingredientes (para 2 personas)
- 4 tomates laminados
- 1 c. de sal de mar
- 2 c. de vinagre balsámico
- 1-2 C. de aceite de oliva
- 2 c. de orégano seco

Preparación
Poner los tomates en un bol y aliñar con el resto de los ingredientes. Mezclar muy bien y dejar macerando durante mínimo 15 min.

Cena

Ensalada de espaguetis del mar

🧅 **Ingredientes (para 2 personas)**
- 20 g de algas "espagueti de mar"
- 1 C. de aceite oliva
- ¼ T. de perejil fresco picado
- 1 C. de salsa soja o tamari
- Zumo de 1 limón

🍳 **Preparación**

Remojar el "espagueti de mar" durante 30 minutos en el mínimo de agua posible. Escurrir conservando el agua (está llena de minerales), que se puede aprovechar para alguna sopa o guiso. Aliñar las algas escurridas con el resto de los ingredientes, mezclar bien y servir.

Paté de nueces

🧅 **Ingredientes (para 4 personas)**
- ½ T. de nueces (sin remojar)
- 2 T. de semillas de girasol (remojadas de 2 a 6 horas)
- 2 cm de jengibre fresco pelado
- 1 c. de sal de mar
- 2 C. de aceite de oliva
- ½ T. de zumo de limón
- 1 c. de curry en polvo

🍳 **Preparación**

Batir los ingredientes en la batidora o robot de cocina hasta obtener una consistencia homogénea. Servir el paté sobre hojas de lechuga, añadir zanahoria rallada y tomate picado y doblar cerrando la hoja encima de sí misma.

Día 6

Desayuno y media mañana

Zumo de pepino y apio

Ingredientes (para 2 personas)
- 1 pepino
- 4 ramas de apio
- 5 zanahorias
- 1 manzana
- 10 uvas

Preparación

Lavar y cortar los ingredientes en trozos suficientemente peque-ños para pasar por el extractor de zumos. Disfrutar de inmediato.

Macedonia de fruta con dátil y almendra

Ingredientes (para 2 personas)
- 1 plátano
- 1 pera
- 1 melocotón (durazno)
- Zumo de una naranja
- ½ T. de almendras u otro fruto seco
- ½ T. de dátiles

Preparación

Picar todos los ingredientes y mezclar en un bol. Servir.

Almuerzo

Ensalada de brócoli y aguacate

Ingredientes (para 4 personas)
- 1 brócoli mediano
- ½ pimiento rojo mediano
- 1 aguacate maduro

- 2-3 c. de salsa soja o tamari
- 1 C. de semillas de sésamo (ajonjolí)
- 1 pizca de pimienta

Preparación

Picar el brócoli en "arbolitos" muy pequeños. Picar el pimiento rojo en dados pequeños. Poner ambos ingredientes en un bol. Con un tenedor machacar el aguacate junto con el resto de los ingredientes y mezclar muy bien con el brócoli y el pimiento rojo. Dejar marinando durante 30 minutos y servir.

Ensalada de col (coleslaw)

Ingredientes (para 4 personas)

- 1 T. de mayonesa crudivegana (ver receta más adelante)
- ½ repollo o col lombarda
- 2 zanahorias medianas
- ¼ de cebolla
- 1 manzana ácida tipo Fuji o Granny Smith
- ½ c. de sal
- ½ c. de pimienta negra

Preparación

Cortar el repollo o la col finamente usando una mandolina o las cuchillas para laminar de un robot de cocina creando trocitos delgados y largos. Poner en un bol, añadir la sal y mezclar muy bien. Masajear la col con la sal durante unos minutos para ablandarla hasta que comience a salir un poco del jugo de la col. Rallar las zanahorias, la manzana y la cebolla y agregar al bol. Añadir la mayonesa y mezclar muy bien. Poner un poco de pimienta negra encima y servir.

Para la mayonesa crudivegana

Ingredientes

- 1 T. anacardos, remojados (mínimo 2 horas)
- ½ T. de agua

- ¼ c. de sal
- 1,5 C. de aceite oliva
- 2 C. de zumo de limón

🍳 Preparación

Escurrir y enjuagar los anacardos. Poner todos los ingredientes excepto el aceite de oliva en una batidora y batir hasta obtener una consistencia homogénea. Añadir el aceite y batir brevemente para emulsionar. Para una textura más liquida, añadir más agua.

Se conserva 2 o 3 días en la nevera en un bote de cristal tapado.

Cena

Crema de remolacha

🥬 Ingredientes (para 4 personas)
- 1 taza de remolacha (dos remolachas pequeñas aprox.), pelada
- 2 aguacates medianos
- 1 limón entero sin piel y sin pepas
- 2 c. de de semillas de sésamo crudo (ajonjolí)
- 1 c. de comino
- 1 c. de curry
- 1 c. de sal
- 2 T. de agua caliente

🍳 Preparación

Poner todos los ingredientes en la batidora añadiendo el agua caliente al final. Batir hasta obtener una consistencia homogénea. Servir inmediatamente para disfrutar caliente.

Cuscús de brócoli

🥬 Ingredientes (para 4 personas)
- 1 brócoli mediano (incluido el tallo)
- 1 zanahoria cortada en trozos

- 2 C. de aceite oliva
- 2 c. de sirope de agave
- 1 c. de sal
- 1 c. de curry en polvo
- ½ c. de cardamomo
- 1 c. de vinagre de arroz o vinagre umeboshi
- 1 c. de semillas de sésamo negro

⊔ Preparación

Triturar el brócoli y la zanahoria en el robot de cocina. Aliñar con el resto de los ingredientes y dejar marinando durante 15 min. Colocar con un aro en un plato, compactar ligeramente, quitar el aro y decorar con perejil fresco. Este platillo también es ideal para rellenar makis y rollitos vegetales.

Día 7

Desayuno y media mañana

Batido verde mango y naranja

Ingredientes (rinde 1,5 litros, aprox.)
- 2 mangos
- 1 naranja
- 2 dátiles
- 50 g lechuga (4-6 hojas de lechuga)
- 50 g espinacas
- $1/8$ c. de canela en polvo
- 2 T. de agua

⚊ Preparación
Poner la carne de los mangos y el agua en la batidora. Pelar la naranja, cortar por la mitad, eliminar las semillas y echar en la batidora. Añadir la lechuga, las espinacas, la canela y batir.

Pudín de chía

🌾 Ingredientes (para 2 personas)
- ½ T. de almendras (remojadas mín. 2 horas)
- 1,5 T. de agua
- ¼ T. de semillas de chía
- 6 orejones (albaricoques secos)
- 1 mango
- ½ T. de fresas
- ¼ T. de arándanos azules
- 1 C. de miel u otro edulcorante líquido
- ½ c. de canela
- $1/8$ c. de vainilla en polvo

⚊ Preparación
Escurrir y enjuagar las almendras. Ponerlas en la batidora y batirlas junto con el agua. Colar con ayuda de una tela porosa o

un colador. Picar los orejones, el mango y las fresas en cuadrados pequeños y añadir al bol junto con los arándanos, la miel, la canela y la vainilla. Añadir las semillas de chía y remover hasta integrar bien todos los ingredientes. Dejar cuajar en la nevera 30 minutos antes de servir.

Almuerzo

Crema de brócoli

🧅 **Ingredientes (para 4 personas)**
- 1 brócoli pequeño, picado en trozos
- 2 T. de agua caliente (500 ml)
- 2 aguacates medianos, descartar piel y hueso
- 1 manojo pequeño de pasas
- 1 c. de comino
- 1 c. de sal

👨‍🍳 **Preparación**
Poner todos los ingredientes en la batidora añadiendo el agua caliente al final. Batir hasta obtener una consistencia homogénea y servir inmediatamente para disfrutar caliente.

Ensalada de col marinada

🧅 **Ingredientes (para 4 personas)**
- ¼ cabeza de col o col lombarda (col morada)
- 1 C. de aceite oliva
- ½ c. de sal de mar
- 1-2 c. de sirope agave u otro edulcorante líquido
- 2 c. de vinagre de manzana
- 1 C. de pasas

👨‍🍳 **Preparación**
Rallar la col finamente para obtener tiritas y poner en un bol. Añadir la sal y masajear la col durante 5 minutos o hasta que

comience a salir el jugo de la col. Añadir el resto de los ingredientes y masajear un poco más. Dejar marinando entre 30 minutos y 1 hora, servir.

Cena

Curry de batata (boniato) con arroz de coliflor

Para el curry de batata

🥙 **Ingredientes (para 5 personas)**
- ½ T. de almendras remojadas (2 horas aprox.)
- 1,5 batatas medianas, peladas
- ½ aguacate
- 1 pimiento rojo, cortado en dados pequeños
- ½ T. de champiñones cortados en dados pequeños (aprox. 5 champiñones)
- ½ c. de sal
- Zumo de medio limón
- ½ manojo de cilantro
- 2 c. de curry
- 1 ½ cm de jengibre fresco pelado
- ¼ T. de agua
- 1,5 C. de miel o agave

📖 **Preparación**
Poner el agua dentro de la batidora y añadir todos los ingredientes, salvo las almendras, el pimiento y los champiñones. Batir. Añadir las almendras y seguir batiendo. Colocar en un bol y mezclar el pimiento rojo y los champiñones a mano. Puede comerlo así o calentarlo en una sartén ancha a fuego lento, removiéndolo para que la temperatura no se eleve. Servir con arroz de coliflor.

El curry de batata se conserva 3 días en la nevera.

Para el arroz de coliflor

🦐 Ingredientes

- ½ cabeza de coliflor o 500 g chirivía pelada
- 1 C. de aceite oliva
- 1 c. de vinagre de umeboshi o vinagre de arroz
- 1 C. de sirope agave o miel
- ½ c. de sal de mar
- ½ c. de comino en polvo
- 1 C. de semillas de sésamo negro (opcional)

🎩 Preparación

Triturar la coliflor o la chirivía en un procesador de alimentos. Hay que tener cuidado de no triturar en exceso para que quede como granos de cuscús y no como un puré. Poner en un bol, aliñar con el resto de los ingredientes mezclando muy bien.

Conclusiones

Es posible que, a estas alturas del libro, algunos lectores se hayan preguntando por qué razón –si todo esto es cierto– no habían oído hablar de esto antes. Quizá la respuesta se encuentre en la famosa Regla de oro: "Quien tiene el oro, hace las reglas".

Como se ha visto, conseguir salud con base en una vida sana y una buena alimentación es algo en verdad sencillo. No obstante, en la sencillez de una alimentación integral basada en plantas no hay un gran negocio para la industria actual. Estamos asediados por un mundo donde la transformación del alimento produce millones de dólares y en el que la enfermedad es un negocio de proporciones gigantescas. En tal contexto es evidente que no interesa decir que solo alimentándose de manera natural, haciendo ejercicio, meditando y durmiendo bien la vida será más larga, vital y saludable.

La ciencia hoy ha realizado profundas y serias investigaciones de diversos tipos que señalan sin titubeos la necesidad de cambiar la manera como nos estamos alimentando y como estamos afrontando la vida. No obstante, la información que se pública es, en su mayoría, la que les interesa a las grandes corporaciones que se lucran con la transformación de los alimentos y con la enfermedad. Los gobiernos de muchos países cohabitan en ese entorno de intereses particulares: muchos de los directivos de las empresas son luego los que dirigen las agencias reguladoras y viceversa.

Lo relevante es conocer la otra cara de la moneda que se ha expuesto en este libro, el verdadero poder del alimento, y experimentar para así sacar conclusiones propias.

He dicho que el poder de compra es el poder detrás del cambio. Si los consumidores no compramos la "basura" que vende esta industria estaremos exigiendo con nuestro dinero que estos productos no se vendan más. Estaremos así promoviendo un verdadero cambio. Este es el modelo que tiene garantizado el éxito, el bolsillo de cada quien moverá el mundo. El poder está en las decisiones de compra y de estilo de vida. Solo si cada uno se encarga de moverse para cambiar, el mundo cambiará. No habrá industria ni gobierno que pueda ir en contravía de esa decisión, aun cuando hagan lo imposible por detener ese cambio.

Pero los cambios no vienen por sí solos, siempre requieren una determinación consciente y un esfuerzo para conseguirlos.

Me gusta mucho una frase de Jack Dixon: *"Si te concentras en los resultados nunca cambiarás; si te concentras en el cambio los resultados llegarán"*. Para mí es irrefutable.

El cuerpo humano es un instrumento poderoso, capaz de soportar años de malos tratos y castigos crueles. Esta situación puede soportarse hasta el límite, pero en algún momento llega el día del ajuste de cuentas. El cuerpo alcanza el tope de su capacidad para ser recargado con comestibles no nutritivos y tóxicos y es entonces cuando pasamos a ser víctimas de nuestro propio comportamiento: es la hora del estallido de la enfermedad con toda su fuerza, dolor, angustia y tragedia. Cataratas que ciegan, artritis que endurecen, lesionan y retuercen los huesos, diabetes, várices, úlceras en el estómago y los intestinos, hemorroides, Alzheimer, ataques al corazón, diversos tipos de cáncer y multitud de padecimientos más que pueden hacer de la vida un infierno, que además involucra y afecta de forma directa a la familia y al círculo afectivo.

La enfermedad no es un ladrón que llega y sorpresivamente nos toma por asalto; es algo que, en la mayoría de los casos, cultivamos por años con nuestro estilo de vida, casi siempre por total desconocimiento de lo que estamos haciendo. Hoy más que en cualquier otro momento tenemos amplia evidencia científica que comprueba que una dieta basada en plantas integrales es lo mejor para el corazón, protege del cáncer, hace a un lado la diabetes y las enfermedades autoinmunes y, en muchos casos, reversa estas dolencias una vez se han desarrollado. Sabemos también con plena evidencia que una dieta basada en plantas integrales es lo mejor para el cerebro, huesos, ojos, riñones, hígado y otra gran cantidad de beneficios. Hoy sabemos que esa salud soñada y esa vitalidad se pueden conseguir a través de esta dieta que nos lleva de regreso a la naturaleza. No obstante, esta salud más elevada se tiene que ganar y para ello es necesario hacer un esfuerzo consciente para cambiar los malos hábitos. Es necesario navegar en dirección contraria a la corriente y eso requiere de un compromiso serio. La corriente está alimentada por la publicidad, las costumbres sociales e intereses contrarios de diversa índole.

La pretensión no es apenas poner más años de vida; es poner más vida en los años que quedan por vivir. Salud, vitalidad, paz, energía excepcional y una muerte sin años previos de enfermedad. Esta salud y este nivel de energía vital se construyen a través de lo que entra por la boca.

Y no menos importante es también el alimento esencial: las relaciones personales, el trabajo, el ejercicio y la espiritualidad son la tierra abonada en donde lo que se haga en materia de alimentación florecerá.

El poder del alimento está en sus manos.

Bibliografía recomendada

ALGAS, SU USO TERAPÉUTICO Y NUTRICIONAL, Clara Castellotti, Dilema Editorial.

ANTICÁNCER, Dr. David Servan-Schreiber, Espasa.

CHASING LIFE, Sanjay Gupta, MD., The New York Yimes.

CONSCIOUS EATING, Gabriel Cousens, MD., North Atlantic Books.

EAT TO LIVE, Joel Fuhrman, MD., Little Brown and Co.

EL DETECTIVE DEL SUPERMERCADO, Michael Pollan, Temas de hoy.

EL ESTUDIO DE CHINA, T. Colin Campbell, Ph.D. y Thomas M. Campbell II, MD., Editorial Sirio.

FOOD ENZIMES FOR HEALTH AND LONGEVITY, Dr. Edward Howell, Lotus Press.

FOOD RULES, AN EATER´S MANUAL, Michael Pollan, Penguin Books.

IN DEFENSE OF FOOD, Michael Pollan, Penguin Books.

LA REVOLUCIÓN VERDE, Victoria Boutenko, Gaia Ediciones.

LECHE QUE NO HAS DE BEBER, David Román, Mandala Ediciones.

NUTRICIÓN ENERGÉTICA Y SALUD, Dr. Jorge Pérez-Calvo Soler, Debolsillo.

PELIGRO, LOS ADITIVOS ALIMENTARIOS, Corinne Gouget, Ediciones Obelisco.

SANANDO CON ALIMENTOS INTEGRALES (Healing with whole foods), Paul Pitchford, Ediciones Gaia.

SPIRITUAL NUTRITION, Gabriel Cousens, MD. North Atlantic Books.

SUPERFOODS, David Wolfe, North Atlantic Books.

THE BLUE ZONES, LESSONS FOR LIVING LONGER FROM THE PEOPLE WHO´VE LIVED THE LONGEST, Dan Buettner, National Geographic.

THE OMNIVORE´S DILEMMA, Michael Pollan, Penguin Books.

THE PH MIRACLE, Robert O. Young M.D. y Shelley Redford Young, Piatkus.

THERE IS A CURE FOR DIABETES, Gabriel Cousens MD., North Atlantic Books.

YOUR BODY KNOWS BEST, Ann Louise Gittleman, MS., Pocket Books.

YOUR BODY´S MANY CRIES FOR WATER, F. Batmanghelidj, M.D., Global Health Solutions.

Libros de recetas

Libros y cursos en Internet de www.vidaentucomida.com

ALGAS, LAS VERDURAS DEL MAR, Montse Bradford, Océano Ámbar.

ALQUIMIA EN LA COCINA, Montse Bradford, Océano Ámbar.

DELICIAS VEGANAS, Toni Rodríguez, Océano Ámbar.

MÁS ENERGÍA Y SALUD CON LOS GERMINADOS, Luisa Martín, Océano Ámbar.

MI LIBRO DE COCINA VEGANA, Rocío Buzo, Océano Ámbar.

RAW BÁSICO, COCINA CRUDA, Jenny Ross, Gaia Ediciones.

RAW COCINA CRUDA CREATIVA, Merce Passola, Océano Ámbar.

SMOOTHIE, LA REVOLUCIÓN VERDE, Victoria Boutenko, Gaia Ediciones.

TÉCNICAS DE LA COCINA VEGETARIANA, Océano Ámbar.

THE CONSCIOUS COOK, Tal Ronnen, Melcher Media.

VEGANIST, Kathy Freston, Weinstein Books.

Sitios de Internet recomendados

www.vidaentucomida.com

www.unionvegetariana.org

www.petalatino.com

www.vegetarianismo.net

El poder del alimento, de Boris Chamás
se terminó de imprimir en julio de 2015
en los talleres de Litográfica Ingramex, S.A. de C.V.
Centeno 162-1, Col. Granjas Esmeralda,
C.P. 09810 México, D.F.